天天好眠
夜夜修復

身心靈療癒與自我躍升指南

|圖文影音版|

丁美月——著

推薦序

天天好眠未來充滿希望

如果你睡不著那會怎樣？上帝對每個人都公平，每人每天都有24小時，睡眠佔了8小時，那是1/3的人生。一天睡不好，影響的不只是那8小時，可能整天都渾渾噩噩，人生就這樣變黑白了！

丁美月老師是長期研究身心靈的專業老師，涉獵的領域包括核心轉化、NLP、家族排列、催眠等等。多年來的教學研究，加上親身體會，如今從最基本的與大家天天相關的睡眠談起，寫下了這本《天天好眠，夜夜修復》，造福大家。

科技的進步，社群媒體的發達，加上世界政經的動盪，尤其加上地震與戰爭的陰影，現代人很容易處在惶惶不安中，尤其手機讓我們生活便利，卻也讓我們隨時被打斷或沉迷。而這一切都是形成睡眠不佳的重要原因。

丁老師以她親身的經歷，說明年輕時因為過度工作沒有充分休息，一度健康出了問題。在救治的過程中，發現自己無法轉動眼球、心跳亂碼，連呼吸都有困難，甚至連續一周無法進食、無法入睡。這生死之間的掙扎與體悟，她發現「自己就是自己的老師」，自己需要面對自己的身體、不管是心理習氣及靈魂，她下定決心從睡眠做起：讓自己能睡覺，從生活作息、身體筋骨、

飲食下功夫，改善自己無法入睡、不好睡的原因。

　　難能可貴的是，丁老師回歸心理習氣，從釋放惡夢創傷經驗，到內心心靈的平靜，根本的透析解決睡眠的問題。

　　「寧靜安定綻放無限光芒」，生命中的靈光，就從每一天的睡眠開始。願大家夜夜好眠，每天都精神滿滿，未來充滿希望！

趙政岷

時報文化出版公司董事長

台北市出版公會理事長

推薦序

身心靈的最簡單療癒法：美夢成真之路

　　根據世界睡眠協會（WSS）的《Sleep Medicine》（睡眠醫學期刊）公布，台灣失眠盛行率約17%，推估約有391萬的失眠人口；台灣睡眠醫學學會調查則發現，全台至少有200萬人有慢性失眠困擾，每5人就有1人深受失眠之苦，其中有3成的人服用安眠藥，推估使用安眠藥人口約60～70萬人。另外，健保署統計台灣人安眠藥用量突破10億顆，2021年申報健保安眠藥使用人數為441萬人，較5年前成長了22萬人，相當於每5人就有1人吃安眠藥。可見，要如何睡個好覺？已成為許多台灣人的困擾，所以台灣人安眠藥用量屢創新高，樂了藥商卻苦了自己，因為吃安眠藥只是治標未能治本，不易進入深層睡眠進而擁有良好的睡眠品質。如果有個治本的方法，讓我們具有優質睡眠，恢復「身」體健康，何樂而不為呢？

　　「心靈健康」已經成為21世紀「個人成長」代名詞，除了常見的的瑜伽、運動、芳香輔療之外，許多以心靈療癒的機構與服務如雨後春筍般應運而生，而「療癒師」這個名詞，也漸漸成為心靈產業的代名詞，這是很好的現象，代表人們除了關注自己的身體健康外，進而開始關心自己的「心」「靈」，如果有個治本的方法，讓我們具有優質的「心」「靈」健康，何樂而不為呢？

如果有一本「書」可提供解決人們失眠問題，進而恢復「身」體健康及優化人們「心靈健康」重要概念及具體操作方法，可同時提升身心靈三層面，運用「睡夢」練習方法一次到位的寶典，讓我們不但可優化睡眠品質且成為自己的「療癒師」，何樂而不為呢？因此，個人極力推薦閱讀及練習本書作者丁美月老師的著作《天天好眠，夜夜修復》一書，藉由閱讀及練習本書的四站（階段）旅程，第一站：身體重生——好好睡；第二站：心理重生——夢與心理習氣的修練；第三站：靈魂重生——明光夢、明光睡眠；第四站：本體光明，達到優質睡眠及提升個人身心靈品質的境界。依個人淺見，本書具有三個特色：特色一：「由淺入深」，先提供解決人們失眠問題及優化睡眠品質學理概念與具體建議；例如布置易於入睡的環境、睡眠前準備——建立睡前儀式、睡前祈禱文、睡前呼吸放鬆法，失眠五部檢查曲……等。特色二：藉由「睡夢」練習方法，讓身心靈療癒「一次到位」，成為自己的療癒師。特色三：「簡單易行、美夢成真」，例如：藉由「睡夢」練習方法，使讀者依序修練一般夢、清明夢、明光夢，將明光融於我們晝夜周期中，得以開啟自己的本體光明，讓潛意識與意識融合，達到美夢成真之路。

朗達·拜恩（Rhonda Byrne）著作《秘密》（The Secret）出版後，宛如心想事成的代言人，書中強調吸引力法則的信念，認為思想可以直接改變一個人的生活，使得美夢得以成真。然而在實際生活中真的是如此嗎？閱讀過該書的讀者，日後真的可以常常心想事成嗎？例如：要錢有錢？要工作有好工作？要情人有好情人等；恐怕答案常是否定的，為什麼呢？因為心想事成涉及

許多因素,其原因已有許多專家從情緒面、感覺面、科學面等因素加以探討,在此就不加以贅述。

個人只從(顯)意識與潛意識角度略為探討:(顯)意識是人們在醒著的情況的自主性想法,例如:我們每分每秒工作、玩手機、和別人談話、做功課等等的那個意識層面;潛意識是我們沒有辦法接觸的意識層面,沒有辦法在意識狀態下把東西從潛意識中提取到(顯)意識中的念頭,然而潛意識對我們影響卻遠大於意識。佛洛伊德(Sigmund Freud)用著名的冰山一角模型(tip of the iceberg)去形容其關係,他形容顯意識就像在水面中浮出的冰山尖角一樣,只佔整座冰山的很少一部分,而其他絕大部分都是潛意識的世界,而我們的行為亦是主要由潛意識控制。從此觀念來看,如果人們可以操控潛意識或修練潛意識的練習或方法,人生的諸多困難例如:沒錢、沒工作、沒朋友、沒情人、沒好的婚姻等,不就有了可「修練」的方式嗎?我強調「修練」一詞,有著二個意義,一是它不是速成的心靈雞湯;二是它需要具體的操練及實踐。解答此問題的答案,雖有許多種方式,然而丁老師撰著《天天好眠,夜夜修復》一書,即屬一本很好的指導之路,它提供讀者一個走向身心靈的最簡單療癒法:美夢成真之路。

丁導民
德育護理健康學院高齡照顧福祉學系助理教授
美國賓州州立大學終身學習與成人教育研究所訪問學者

推薦序

享受睡夢美好的過程

　　在過去，我一直都是以傳統中醫思維為導向的人，尤其在從事臨床工作的過程中，在面對有睡眠障礙的人時，直覺上，經常都會先以陰陽五行及中醫辨證論治的邏輯為出發點，來調整睡眠質量的問題，但是，對於心因性睡眠障礙的人來說，這種方式，在效果上似乎還是略顯不足。在經過這十幾年來對西方身心靈專業領域進行大量的探索及學習之後，才逐漸體會到睡與夢的整個過程，對於身心健康的影響甚鉅。

　　有趣的是，當看完丁美月老師的這本書之後，居然讓我有種似曾相似的感覺，因為這段時間以來，主動向我尋求協助的人，有90%的人，都有睡與夢的問題，對於大部分的人而言，睡與夢都經常被認為是每天應該做及必然會經歷的事，所以，很少人會用很認真的態度去研究睡與夢對人身心靈所造成的影響。所以，丁美月老師這本書的出版，對於一般人來說，可以說是一個福音，此外，對於喜歡鑽研睡與夢或目前正想提升睡眠質量的人來說，丁老師的這本書可以說是一本很好的參考書。因為藉由丁老師在書中按步就班、鉅細靡遺的解說與指導，可以讓我們真正觀察到睡與夢的整個過程，如何在不同的夢境中，來加強心理習氣的修練與調整，這些專業的知識可以說是非常實用。

因此,殷切期盼丁老師的這本書,讓更多的人每天都可以好好享受睡與夢這個美好的過程。

陳柏蒼

AI全方位養生創始人

中醫師、中西結合整復師

新黃帝內經養生功創始人

自序

圓滿生命，遍滿光明

當我正值35歲時，對於自己身體的靈敏度、心臟肺活量⋯⋯等狀況，常以健康為傲。然而在38歲時，由於過度的工作以及沒有充分休息及睡眠，導致健康出了問題。

在救治的過程中，發現自己竟然無法轉動眼球，心臟跳成亂碼，幾乎失控了，連呼吸一口氣都有困難，身體虛弱的像草上的一顆小露珠，只要任何一個風吹草動，這顆小露珠就會殞落。連續一周無法進食任何東西，無法入睡，身體似乎在「生」與「死」之間，痛苦艱辛掙扎中，經歷過瀕死經驗後，約2～3年的期間，經常出入醫院及急診室，醫生說：我隨時都有生命的危險。我很清楚自己就是自己的老師、自己就是自己的醫生，誰都無法救我，自己需要面對自己的身體、心理習氣及靈魂，於是下定決心：

1. 讓自己能睡覺，從生活作息、身體筋骨、飲食下功夫，改善自己無法入睡、睡不好到好好睡。
2. 為了讓自己的心安定下來，療癒自己過往心理習氣及毛病，釋放惡夢創傷經驗，從驚嚇、害怕、擔心到內心平靜。
3. 為了讓自己的靈魂，在面對物質身體死亡時，能安心、放心、放下，多次閉關，隨時做好死亡準備，從不安到內心安寧，突破身、心、靈魂的種種挑戰，進入生命本質──清淨光明。

慢慢地，覺得自己的身體柔軟似棉，已不管是生或死，經過

兩年恬靜的睡眠與修練身心後，身心漸漸地重獲生機，回復正常的生活及活力，心靈安定，內心感到光明燦爛。我從小到大很多次瀕死經驗，讓我經歷到無限光芒，感覺特別深刻，非常感恩！

多次瀕死經驗後，還能夠重返人間，明白物質身體是短暫借用，生命的終點還是會回到整體本體光明。

我從自己的親身體驗，感受經由每晚睡覺、作夢，如何讓自己的身體、心理、靈魂重生。我從小時候5歲就遭遇過多次瀕死經驗，直到到現在，整理了50年來的心路歷程而出版此書。

願大家每天在「睡夢之間」，身體、心理、靈魂自動重生。

願大家在「睡與醒之間」，自然轉化與重生。

願大家「圓滿生命，遍滿光明」。

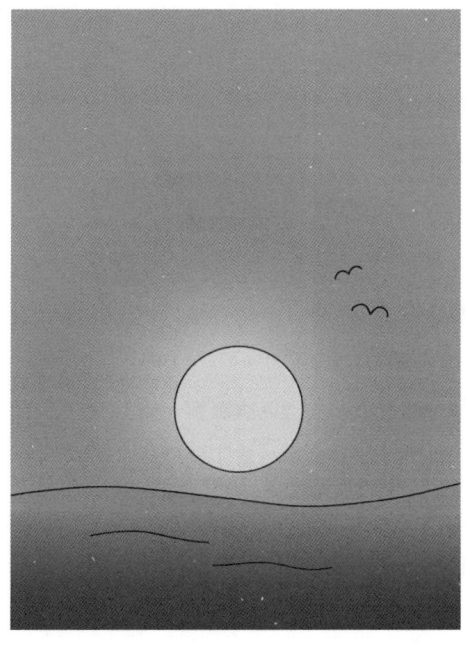

目 錄

推薦序	天天好眠未來充滿希望	3
推薦序	身心靈的最簡單療癒法：美夢成真之路	5
推薦序	享受睡夢美好的過程	8
自序	圓滿生命，遍滿光明	10
前言		17

第一站：身體重生──好好睡　21

壹　優質睡眠　22
　　一、優質睡眠的要素　22
　　二、睡眠的衛生條件　23
　　三、健康的睡眠習慣　24

貳　淺眠和深眠節奏　25
　　一、90分鐘的周期　27
　　二、檢查你的「睡眠型態」　29
　　★影片：好好睡

參　生理時鐘及晝夜節奏　36
　　一、生理時鐘及晝夜節奏　36
　　★影片：晝夜節奏及生理時鐘影響一切！
　　★影片：現代人生理時鐘混亂，如何校正？
　　二、體溫變化節奏　45

肆　易於入睡的睡眠環境　49
　　一、光線及照明　50

二、花香有助於舒緩緊張 50

三、氧氣需求量及通風狀況 50

四、慎選寢具 51

五、舒適睡眠的濕度和溫度 53

六、是否躺在「電磁場干擾」的環境？ 55

　　★影片：電磁場干擾是睡眠的無形殺手！

伍　睡眠前的準備　56

一、建立睡前儀式──四個動作 57

　　★影片：睡前四個動作、讓你好好睡！

二、睡前祈禱文 58

　　★影片：睡前祈禱文引導

三、睡前放鬆呼吸法 60

陸　失眠檢查五部曲　61

一、是否有壓力存在？ 62

　　★影片：如何避免壓力？

二、是否有強烈持久的情緒變化？ 69

　　★影片：調整心情，讓心平靜下來！

三、是否有思慮過多？ 71

四、是否有勞動不足或過勞？ 73

五、是否有飲食不當？ 76

　　★影片：如何吃，才能睡得好？

柒　端正姿勢，可清理負面能量　87

一、正當的習慣、姿勢與坐姿 88

二、預防身體歪斜的四個必要條件	90
三、旋轉運動	92

捌　身心舒眠的基礎　95

一、活用安眠物品	95
二、睡不著不用急，採取「不在意」態度	96
★影片：睡不著，怎麼辦？	
三、專注於有興趣的活動、工作及生命目的	97
四、善用「每週睡眠日誌」及「每週睡眠品質檢查表」	98

第二站：心理重生——夢與心理習氣的修練　101

壹　一般的夢　102

一、夢的效用及原理	103
★影片：夢是怎麼回事？	
二、解夢	109
★影片：如何解夢？	
★影片：解夢秘訣——佛洛伊德夢解析、預知夢、靈魂出體	
三、預知夢	118
四、自動化的心理習氣及情感負荷	121
★影片：如何面對自動化心理模式	
五、你受過傷，可以復原	128
★影片：找回受傷的內在小孩	
六、為什麼會作惡夢	141
★影片：為何作惡夢？	

★影片：追趕夢——學會整合自我認同，找回破碎自我，體驗自我超越與靈性甦醒！

七、藉由夢來療癒　　　　　　　　　　　　　　　　156

八、從散亂的心，學習返回當下　　　　　　　　　　160

　　★影片：從散亂的心到學習返回當下

九、「當下」的時間結構　　　　　　　　　　　　　167

十、記錄夢境、孵夢、編織夢　　　　　　　　　　　170

貳　清明夢　　　　　　　　　　　　　　　　　　175

一、如何作清明夢？　　　　　　　　　　　　　　　175

　　★影片：清明夢——如果你會導演夢，你就可以導演你的人生！

二、清明人生、清明夢的七個階段　　　　　　　　　179

三、記得你正在作夢　　　　　　　　　　　　　　　181

　　★影片：四個方法，讓你成為生命的主人！

　　★影片：從心的僕人到心的主人的九個心智歷程

四、現實中的清明夢　　　　　　　　　　　　　　　191

五、促進清明夢的五個要點　　　　　　　　　　　　194

　　★影片：促進清明夢的五個要點

第三站：靈魂重生——明光夢、明光睡眠　　205

壹　本初清靜的智慧氣——明光夢　　　　　　　206

一、廣闊浩瀚的「本初清淨」現前　　　　　　　　　206

　　★影片：一位五歲孩子，對生死的體驗！

二、一般夢、清明夢與明光夢的差異　　　　　　　　210

★影片：一般夢、清明夢、明光夢的差異

★影片：本初清淨的智慧氣——明光夢

三、如幻人生、如實的夢　　　　　　　　　　214

★影片：你對世界做出投影

貳　內心無限光芒——明光睡眠　　　　227

一、三種睡眠：無意識的睡眠、夢的睡眠、明光的睡眠　　227

★影片：無意識睡眠、夢的睡眠、明光睡眠的差異

二、明光睡眠的四種障礙　　　　　　　　　231

★影片：明光睡眠的四種障礙與克服的兩個方法

三、明光融於晝夜周期　　　　　　　　　　235

★冥想：進入忘我解決問題冥想（22分鐘）

四、明光三種融合——清醒生活、睡眠、死亡　　243

★影片：火車出軌生死一瞬間，保持清明覺知！

五、五大融解——地、水、火、風融於空性　　246

★影片：生命來不及，我可以做些什麼？

★影片：身體的地、水、火、風崩離，轉換為嬰兒般睡眠

★冥想：如嬰兒般的睡眠：地水火風空冥想（42分鐘）

第四站：本體光明　　　　　　　　　　259

★影片：生命不死！

參考文獻　　　　　　　　　　　　　　　　265
作者簡介　　　　　　　　　　　　　　　　268

前言

希臘神話中的睡神（Hypnos）和死神（Thanatos）是攣生兄弟。

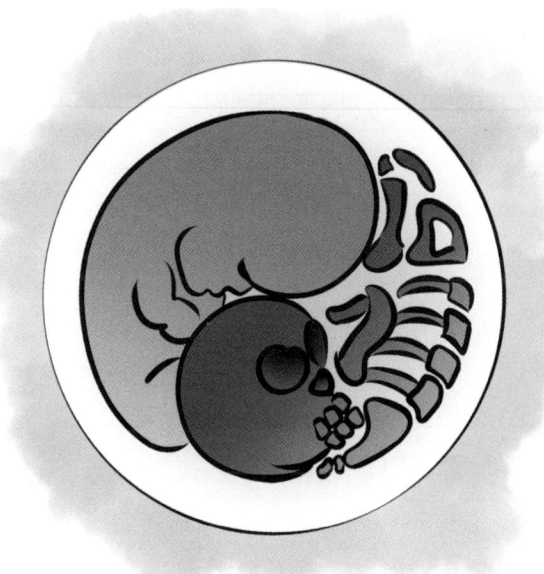

睡神（Hypnos）是希臘神話中的睡眠之神，祂被認為是夜之女神尼克斯（Nyx）的兒子。睡神通常被描繪成一位年輕男性，擁有翅膀，祂的工作是誘使人入睡。睡神的名字「Hypnos」在希臘語中意為「睡眠」，祂具有使人感到疲倦和入睡的能力。

死神（Thanatos）是希臘神話中的死亡之神，祂是希臘神

話中最終引領生命結束的神祇。死神通常被描繪成一位冷酷和不可避免的存在，祂是生命必然走向終結的象徵。儘管死神不是一位惡神，但祂代表了生死循環中的不可避免的部分。

每次睡眠就像死亡，醒過來就像死後重生，死亡就像睡了一場覺，睡眠、作夢、死亡的過程，正是每晚身心靈重生的旅程，回歸本性光明的歷程。

睡夢是每晚自動重生──身體修補、心理療癒、靈魂復元，照亮生命，圓滿光明的旅程。你準備好這趟「自動重生」旅程嗎？

本書將帶領你從身心靈整體觀來看，由外在物質身，往內在心理層，進入靈魂層，最後回到本體光明！

這「自動重生」旅程，共有四站：

第一站：身體重生──好好睡；

第二站：心理重生──夢與心理習氣的修練；

第三站：靈魂重生──明光夢、明光睡眠；

第四站：本體光明。

你準備好了嗎？「自動重生」旅程即將開始！

將展開身體、心理、靈魂神奇的旅程。

請準備一支筆及一本筆記本或筆電、手機，感受並記錄這趟身體、心理、靈魂「自動重生」的旅程。

可按照本書的內容，信任自己的內在直覺或感覺，一邊記錄，想寫就寫，想停就停，隨性自由書寫，自在去感覺，沒有對或錯，沒有失敗或成功，只有探索。你看到什麼？你聽到什麼？你感覺到什麼？你學習到什麼？提醒你是什麼？你發現到什麼？

你的領悟是什麼？自我改變是什麼？

把它記錄下來，都會成為你身體、心理、靈魂「自動重生」的魔法棒！

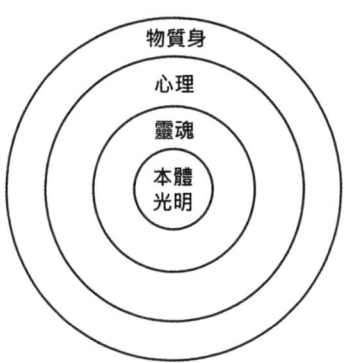

身心靈整體觀

靈魂：明光睡眠、明光夢
心理：心理習氣、夢、思想、情緒、情感

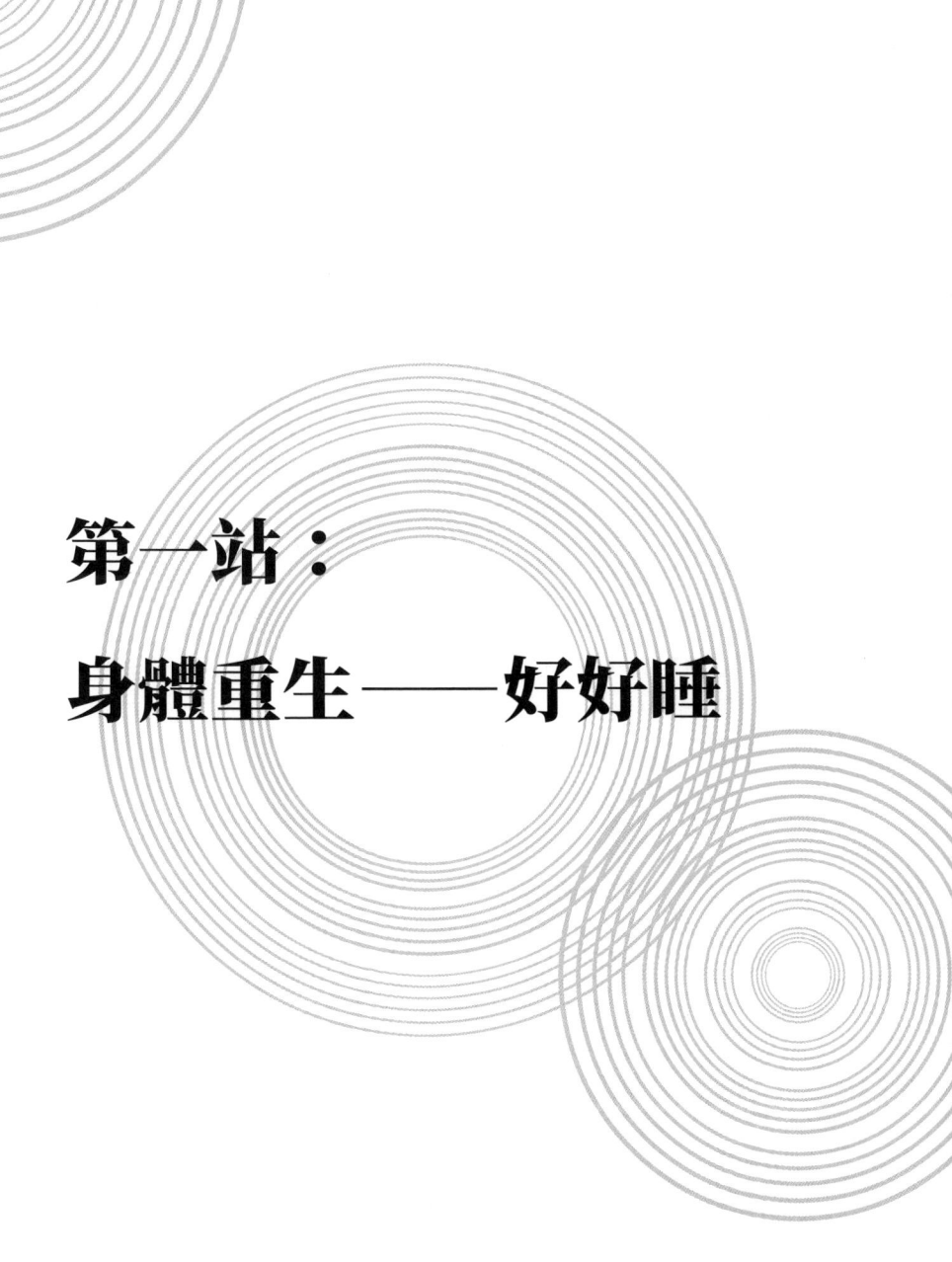

第一站：
身體重生──好好睡

壹　優質睡眠

小明學校剛畢業，從早到晚都在看手機，睡前閉眼前還在看手機，睡得好累，爬不起來上班，整天昏昏沉沉，沒有精神。

小珍從事於創意與企劃的工作，年紀輕輕就當了老闆，她的客戶很多，再加上勤奮工作，不斷地熬夜趕件，即便是躺在床上，頭腦仍不斷思索創意，從未正視睡眠的重要性，不到30歲，身體就不支病倒了，後來急救無效而離開人間。

小惠是一位家庭主婦，常常擔心孩子課業，好像忙不完家務，心事重重，不好入睡，睡不好。林女士睡眠時間很長，然而終日精神不濟，思緒不斷，常常覺得身體不適，為何會如此呢？原來林女士以為閉上眼睛躺在床上就是睡覺，所以她的深眠時間非常短，沒有獲得真正的休息，當然就會精神不濟、身體不適！

以上情形皆未正視睡眠的重要性，也未養成良好健康睡眠習慣。讓我們來探究一下睡眠的結構及正確睡眠的觀念，例如：優質睡眠的要素？睡眠衛生條件？良好睡眠習慣？何謂淺眠和深眠？什麼是90分鐘的周期？

一、優質睡眠的要素

1. 入睡快：從上床到入睡，大約在10分鐘內。
2. 睡眠深：睡眠安穩，一覺到天亮。
3. 不會中斷：夜晚不會起來，如果半夜經常起床上廁所，或半夜常驚醒，睡眠被分割，當然睡不好。
4. 起床輕易、輕快：從睡醒到起床，可以輕易輕鬆起床。睡醒時不馬上起床，在床上做簡易伸展操3分鐘，伸展全身後才下

床，這樣腦部不會缺血，也能減少不必要的意外。
5. 白天頭腦清醒，精神好：若是睡眠品質好，就能達到睡眠的功能。

　　一般人不重視睡眠的品質，古人云：「服藥千朝，不如酣睡一宵。」可見睡眠的重要性。人的一生有三分之一的時間是在睡眠當中渡過，如能培養健康的睡眠習慣，營造良好的睡眠條件，產生優質的睡眠，如此能健身養生、預防疾病、療癒身心。

　　現今資訊量過於龐大，看不完的資訊，為工作或學業等因素，犧牲了睡眠，等於剝奪身心的健康。建議你從此刻開始重視睡眠的重要性，優質的睡眠不但可自行修復大多數身心的問題，還可讓你提升到一個更高層次、更圓滿的人生。

二、睡眠的衛生條件

1. 不在床上「想」事情：如果在床上「想」事情，思緒多，頭腦並未休息，自然睡不著。如果在床上躺著，超過半小時未入睡，你可以起來聽音樂，或做些輕便的事，讓自己身體放鬆、思緒放空，不用勉強自己入睡。
2. 睡前2小時不做刺激事及不看手機：如刺激的影片、玩電動遊戲、爭吵、看手機、思考，任何使交感神經產生興奮的事情，皆會妨礙睡眠。
3. 限制賴床時間：起床時，限制賴床時間，睡不飽，可提早入睡，而不是延後起床時間，賴床時間越久，干擾睡眠的完整性及生理時鐘，睡眠會變淺。
4. 白天有適當活動及運動，讓筋骨活絡，循環系統良好，會幫

助睡眠。

5. 白天保持飲食均衡，晚餐提早與減量，讓身體無負擔入睡以便讓身體重新修復模式。

三、健康的睡眠習慣

1. 建立睡前儀式：睡前儀式是一種規律的習慣，可以幫助你放鬆身心、思緒放空、避免睡眠干擾因素，促進更好的睡眠品質！也就是睡前固定要做的事，會讓人安心自然入睡的東西和習慣，上床前只要做某件事，就可以睡得好，例如：同一個枕頭。有些嬰兒在睡覺時都離不開特定的毛巾、布偶或奶嘴，嬰兒經由皮膚來辨別周遭環境，如果發現不是他熟悉的物體，就無法安心睡覺。

2. 定時入睡及起床：固定的睡眠周期可提升睡眠品質！每天定時入睡及起床，規律的睡眠穩定能生理時鐘，確保身體平衡，如果身體失去平衡，睡得再久仍覺疲勞。也要避免熬夜。

3. 睡覺時，臥室保持寧靜、黑暗、涼爽，讓人感受平靜、安詳。若年老者需要燈光，可戴眼罩。

4. 減少攝取刺激物：酒、菸和咖啡因等，會對做睡眠造成負面影響！

5. 臥室避免電磁場干擾。根據研究：睡前看手機、電視、電腦會造成睡眠不足，避免熬夜！

6. 慢慢醒來：醒來身體先不動，也不睜開眼睛，給自己一點時間感覺身體的感受，如有夢，回想夢境，動動手腳再慢慢地下床。

貳　淺眠和深眠節奏

人從就寢到進入深沉睡眠狀態，在整個晚上的時間，「淺眠」與「深眠」會如同波浪般，大約以90分鐘的間隔，進行周期性交替。

1. 淺眠期（Rapid Eye Movement，REM）：它是取快速眼球運動的開頭字母所組成，稱之為REM睡眠，此時會快速動眼，出現「作夢」行為，也稱為「夢的舞台」，大腦進行記憶整合，全身肌肉鬆弛無力。

2. 深眠期（NREM）：即非REM睡眠，指深睡狀態。大腦完全休息，消除大腦疲勞，大量分泌荷爾蒙，穩定及修復身體。睡眠的目的就是讓身體自行修補及恢復活力，深眠提供深度休息，消除疲憊和壓力狀態，使身體自癒和平衡機轉，重獲生機；淺眠的作夢進一步把壓力和緊張，從神經系統中釋放。

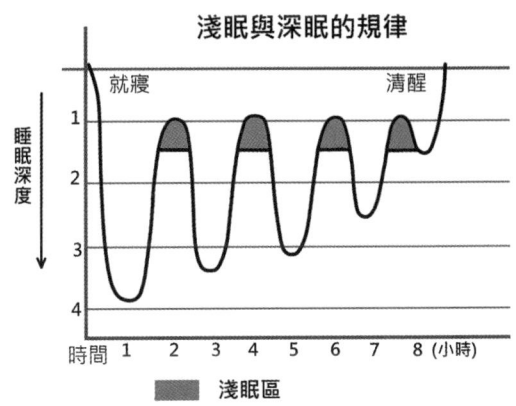

淺眠與深眠大約以90分鐘間隔互換，前半段NREM睡眠，後半段REM睡眠（圖形深色區），一個晚上出現4～6次之後，則逐漸清醒，如果清醒時間落在淺眠時間帶內，那麼醒來之後，會感覺非常暢快。反之，若是在深眠帶內叫醒，便會感到昏沉，無法輕快起床。配合了淺眠與深眠的節奏，可以大幅提高睡眠品質，足夠深眠的比例是優質睡眠的基礎。

◎ **圖形縱軸是將睡眠的深度以四階段表示：**

在入睡後1小時左右，為第四階段最深睡眠，接著又恢復淺眠，不久再回到深眠。

入睡後3小時，第三階段及第四階段達到高峰，此時會大量分泌有助於修復身體的成長荷爾蒙。過了第四階段，睡眠變淺，一個晚上分成4～6次周期，重複變動，等待回到第一階段，會出現「淺眠」節奏之後，就自然醒過來。上圖中的波形之綠色部分被稱為淺眠。

◎ **圖形橫軸，由睡眠時間來看：**

睡眠前半段為深眠狀態，睡眠後半段為淺眠狀態。

開始入睡後，大約熟睡3小時，會在第1回及第2回成深眠節奏，如果深眠狀態足夠，大腦就能好好休息。由此可知，剛開始入睡的時間很重要。

足夠的深眠比例及深眠時間，乃是合理的睡眠結構，不僅睡得深，而且要睡得足，身心獲得新力量，自然生氣盎然。

在一項探討有關什麼時候作夢（淺眠）的實驗中，於深眠時間清醒的人，大多回答他們並未作夢，而在淺眠時間清醒的人，有80%回答確實作了夢。作夢的次數與每晚的淺眠次數有關，

一般正常人每晚淺眠的次數是4～5次。

如果記得的話，一晚會作4～5次的夢。有些人表示幾乎不曾作夢，或很少作夢，這並不表示，人與人之間淺眠次數的差異，對於這些很少作夢的人，如果趁他們正處於淺眠時，將其搖醒，然後立即詢問作夢內容，即可發現絕大部分的人，都可清楚描述夢的內容。從這項實驗中，可以發現一個事實，那就是不會作夢的人，並不表示他真的是「不會作夢」，而是他「記不得自己曾經作夢」，作夢的時間多長，須觀察淺眠時間的長短，便可知其答案。

淺眠時間的長短，會隨時變化，然而依據年輕人淺眠所耗去的平均時間，大約全部睡眠時間的四分之一，例如：睡眠時間8小時，那麼大約有2小時是作夢時間（8小時×1/4＝2小時）。

一、90分鐘的周期

所謂「90分鐘的周期」，即在整個晚上的睡眠，是以「深眠節奏＋淺眠節奏＝90分鐘」為1周期，會重複4～6回，最後在淺眠時間內逐漸清醒。

每個人的睡眠周期都會略有不同，以90分鐘左右為倍數，4小時半、6小時、7小時半、9小時，都是良好的睡眠時間。年齡越小，睡眠時間越長，年齡越大，睡眠時間越短。

「美國癌症協會」曾隨機調查成年人的睡眠型態，6年後再做追蹤調查。結果發現99％每晚睡7～9小時的人仍然存活著。每晚睡眠時間超過10小時的死亡率是「正常睡眠者」的2倍，而每天睡眠時間少於4小時的死亡率，幾乎比「正常睡眠者」高出3倍。

這項研究並不是證明睡太多或睡太少會造成早夭，而是強烈顯示，睡眠時間太過與不及的影響。然而當事人的生活方式工作、喜好以及年齡，皆會影響睡眠型態，最重要的是，有非常多的證據顯示，年齡是決定個人睡眠型態最重要因素，如：新生兒剛出生時一整天都在睡覺，幾周後，一天睡16小時，5歲小孩也應該睡12小時，到了老年時，睡眠時間降至5～6小時。

當工作上的必要需值夜班時，例如：護理師必須不定期執行夜班，或是上班族、學生們在深夜趕報告……如果能夠在夜班之前與夜班結束時，小睡1小時半，善用「90分鐘的周期」，就可以獲得一些睡眠的滿足感，消除腦部疲勞，也可以大幅提升效率。

《易經繫辭》曰：「一陰一陽之謂道。」陽與陰的交互反應，產生了動靜變化，白天與夜晚循環不已，通過交互作用，形成天地法則。若白天和夜晚的「分界」不明顯，那麼「睡眠，清醒節奏的生理時鐘」，自然不明顯，則有睡未全然睡著，清醒未全然醒的現象。

若能在白天充分運動及活動，專注於工作及興趣之中，生活充實，盡可能接觸陽光，晚上自然能快速又深沉地進入夢鄉。

上午10時～下午2時，此時段陽光是紫外線含量最多的時間帶，盡量不外出，如需要外出，預防紫外線的方法，就是不要長時間曝露在直射的太陽中，減少皮膚外露──戴帽子、陽傘、防曬液、太陽眼鏡、長袖衣物。

練習計算正確的睡覺時間，避免失眠問題、睡不好。例：須要睡足7個半小時才有精神，隔日上午06：30起床（約5個周期），那就安排自己晚上11：00前入睡。

睡眠不宜過多過少，可依照個人睡眠習慣做調整，固定作息（規律）很重要，作息中調整睡眠，不超過1個小時內為限。例如每天晚上11點就寢，若要晚睡，最好不超過12點，否則睡眠周期及生理時鐘會被打亂，易產生睡不好、失眠的問題。

◎你了解自己需要睡覺多少時間，睡眠才會足夠？

當起床時不會輕易起床或覺得累，就表示睡眠時間不足夠。

◎**睡眠不足時，怎麼辦呢？**

萬一睡眠不足，當天可以「午睡」一下，午睡是下午活力的來源，也可以利用時間「假寐」，補充睡眠不足。若起床很痛苦，表示沒睡夠，先別急著延後起床時間，而是提早半小時上床，如此每周調整一次，直到你能睡到自然醒，清醒到可保持一整天。

二、檢查你的「睡眠型態」

了解睡眠結構之後，不知你的睡眠情況如何呢？

◎**睡眠型態檢查表**

請依自身情況選擇相應選項，作答後參考後面計分方式與說明。

A 早上：總計　　　分

1. 你起床時間：
   ①固定　②大致固定　③不太固定　④不固定
2. 你從清醒到起床時間：
   ①5分鐘以內　②10分鐘以內　③30分鐘以內　④超過30分鐘
3. 你每天吃早餐嗎？
   ①一定吃　②時常　③很少　④不吃

4. 你睡飽了嗎？
   ①充足　②大致充足　③有點不足　④完全不足
5. 醒來後的精神狀況：
   ①很有精神　②普通　③有點累　④很累

B 白天：總計　　分

6. 上午的精神：
   ①很有精神　②普通　③懶散　④疲倦
7. 白天的睡意：
   ①完全沒有　②較少有　③有時候會有　④經常昏昏欲睡
8. 接觸陽光時間：
   ①1小時以上　②1小時內　③30分鐘內　④幾乎很少
9. 白天活動或運動：
   ①活動力強　②有時候會動　③很少動　④幾乎不動
10. 午餐：
    ①享受吃午餐　②隨意吃　③不一定　④很少吃

C 晚上：總計　　分

11. 晚餐：
    ①睡前3小時前　②睡前2小時前　③睡前1小時前　④吃完就睡
12. 晚餐的時間：
    ①晚上7點以前　②晚上9點以前　③晚上11點以前　④晚上11點以後
13. 上床時間：
    ①有規律　②算有規律　③較無規律　④沒有規律
14. 上床準備入眠到睡著時間：
    ①10分鐘以內　②10～30分鐘　③30分鐘～1小時　④1小時以上

15. 睡前放鬆時間（如：放鬆伸展操、聽音樂、不看手機、頭腦放空等）：
    ①幾乎每天都有　②時常　③很少有　④沒有，回家後立刻倒在床上

D　假日：總計　　　分

16. 假日起床時間：
    ①和平時一樣　②比平時晚1小時以內　③比平時超過1小時　④睡到中午
17. 假日活動：
    ①和平時一樣　②經常活動　③很少活動　④在家打混
18. 入睡情況：
    ①和平時一樣　②比平時更快　③比平時慢　④很難入睡
19. 對於隔天的工作或學習狀況（如：星期一）：
    ①不在乎　②有一點在乎　③想到就心煩　④沒有辦法做其他事
20. 放假後第一天精神狀態（如：星期一）：
    ①神清氣爽　②有點想睡　③好想睡　④覺得不舒服

E　睡眠習慣：總計　　　分

21. 你睡得安穩嗎？
    ①非常安穩　②普通安穩　③不安穩　④非常不安穩
22. 你會夜裡醒來幾次？
    ①沒有　②1次　③2～3次　④3次以上
23. 睡前3小時不喝含有咖啡因的飲料（如：咖啡、茶等），及不看刺激性電視、電影：
    ①沒有　②很少　③偶爾　④每天
24. 你的臥室寧靜黑暗又涼爽嗎？
    ①是　②有一點　③幾乎沒有　④完全沒有
25. 你的飲食均衡？
    ①是　②有一點　③幾乎沒有　④完全沒有

◎檢查睡眠型態的方法

以上總計25項,請分別在①～④選擇一個答案。選①為3分、②為2分、③為1分、④為0分、總計分數就是你的分數,請參考後面的說明,改善你的睡眠品質。A＋B＋C＋D＋E＝你的睡眠品質。

評分	
75～66分	你的睡眠品質高,繼續維持目前的生活和飲食方式。
65～54分	假如白天不會昏昏沉沉想睡覺就沒有問題,針對分數較低的項目檢討一下生活方式,改進睡眠品質。
53～39分	你的睡眠品質有待改善,安排足夠的睡眠時間為第一位,努力反省改善生活習慣及飲食。
38～27分	體內生理時鐘已紊亂,導致睡眠障礙,要重新調整生活習慣及飲食,使生理節奏恢復正常。
27分以下	體內已累積了疲勞和壓力。建議先暫停目前工作或學習,好好休息一下,可以去找醫師,並且請建立好生活計畫,以擁有良好的睡眠品質。

針對你的個人睡眠情況,請詳閱以下第1～25題解說,尤其是針對分數較低的題目。

A早上:

1. 人體的生理時鐘的周期約為24.5小時,而地球節奏的周期約為24小時,所以每天晨起接觸陽光,就重新設定,無論晚上幾點睡,每天定時起床,調整起床時間的規律,確保身體的平衡,睡眠時間不定是疲勞的根源,人體的健康取決於規律的睡眠、運動及良好飲食習慣,如果無法兼顧這三者,身體便容易失去平衡。

2. 限制自己賴床時間,賴床時間越久,睡眠變淺,干擾其完整。

可先伸展一下全身再下床。如果能夠在清晨將窗戶打開，讓全身沐浴在「陽光」中，便可獲得一般清醒的力量，感受生命的喜悅，活化腦部，平衡自律機能。

3. 一定要吃早餐，吃頓豐盛早餐，可趕走睡意，且可刺激腦部活動，決定一天腦部活動的效率。前一天吃晚餐，不能太晚吃，晚餐宜減量，免得影響隔日的作息及身體健康。

4. - 5. 每人的睡眠時間都不太一樣，若是要補眠，建議你提前上床，才能維持每天固定時間入睡。固定時間起床，找出自己的睡眠需求，然後設法天天達到標準，記錄你「每週睡眠日誌」上床時間，要何時較易入睡。起床時，可借用鬧鐘，下床若很痛苦，表示沒睡夠，沒睡夠，先別急著延後起床時間，而是提早半小時上床，如此每週調整一次，直到你能夠睡到自然醒，清醒可保持一整天。睡眠不足，可以利用時間「假寐」或「午睡」來予以補足。

最重要是你回復正常規律，你實際的睡眠節奏和生理睡眠節奏同步，穩定內在的生理時鐘，你的情緒、思考、創意、記憶力、理解力、協調性、健康皆會很大的改善。

B 白天：

6. 晚上睡得好，白天就會神清氣爽，可以藉由簡單方式，如在早晨起床後，立刻拉開家中的窗簾，活動身體，有助於頭腦清醒。

7. 睡眠品質佳，白天就不會想睡，如果白天想睡或睡眠不足，可以利用時間「假寐」來予以補足，也可以善於運用「午睡」來促進腦部活化。

8. 褪黑激素是一種可以使人產生睡意的荷爾蒙，可經由陽光的

照射來促進，即使不到半小時也沒有關係，可利用到戶外曬太陽，休假日到大自然走走。

9. 人類本來就是習慣白天活動，晚上睡覺的動物，白天盡可能活動身體。

10. 因晚餐吃太飽，會影響睡眠，所以可以好好享受一下吃午餐。

C 晚上：

11. 睡眠時，代謝活動是以「內臟」為主，須充分休息，所以必須在睡前3小時吃完晚餐，如口渴睡前30分鐘內喝少許水，避免喝太多水，若半夜經常起床上廁，會影響睡眠品質。

12. 傍晚後吃算晚餐，過了晚上9點就是宵夜，少食為宜。

13. 「熟睡」的基本條件在於規律，而這種規律信號，是具有控制睡眠功能，睡意在生物時鐘支配之下，以一定規律性，時而增強，時而減弱，不管是睡或不睡也好，睡意是會有所變化。

14. 如果每天從上床到睡著，都需要超過1小時，就要調整身心或看醫生。

15. 鬆弛、思緒放空是睡眠的必要條件，做幾個放鬆操，放下牽掛，讓心沉靜下來，避免臨睡前，絞盡腦汁或拼命工作，頭腦忙碌，難以入睡。

D 假日：

16. 如果假日起床時間比平時晚超過2小時，會影響晚上睡眠，如果疲勞未消除，可以在白天睡個午覺。

17. 想獲取良好品質睡眠，最大重點在於，應在白天的活動時間中，好好保持一段清醒時間。

18. 不管平時或假日，起床時間與上床時間，最好不要太大變化，

假日懶睡，會破壞生物時鐘，賴在床上時間越久，越影響到睡眠品質。
19. 如果無法做其他事情，就代表壓力累積太多，不妨外出旅行，或找專業心理諮商人員晤談。
20. 假日時間安排是很重要，會影響睡眠品質，若懶散度過，放假後第一天精神狀態，自然就會不好。

E 睡眠習慣：

21. 如果睡得不安穩，或夜裡醒來超過1次，像你一樣的人很多。
22. 懂得向本書尋求點子，或向專業人員詢問，表示你有智慧，為自己感到光榮。
23. 睡前3小時，避免喝酒、咖啡、茶，抽菸等咖啡因及尼古丁。玩電動遊戲，看刺激影片，以上都會大大影響睡眠品質。
24. 光線過度明亮，會抑制睡眠荷爾蒙褪黑激素分泌，睡覺時可以關燈或像月亮般亮度，可以使用隔音窗或厚質窗簾，隔絕噪音，設定入睡的溫度與溼度：①讓棉被之中，溫度保持在攝氏33度左右。睡眠的體溫周期變化，是一直下降至黎明時刻，寒冷冬天，棉被也會變冷而在半夜醒來，所以，蓋上有「保溫」、「保暖」的被子入睡，是能夠整晚沉睡的重點。②溼度保持在50%以下是舒適睡眠條件，因「濕氣」是萬病之源，一旦侵入體內，會造成血液循環不良，形成身體的疾病，保持定期曬棉被的習慣，也可以依據溫溼度計，善用加濕器、除濕機或烘被機，來調節室內溼度（加濕器、除濕機或烘被機記得定期保養及維修）。
25. 飲食均衡與否，是身體動力的根基。

參　生理時鐘及晝夜節奏

一、生理時鐘及晝夜節奏

野雁怎麼知道什麼時候南飛？鮭魚怎麼知道什麼時候洄游產卵？

為什麼大部分人早上起床總是很困難？為什麼出國工作或是旅遊，面對時差，感到不舒服？為什麼許多急性心臟疾病發於傍晚？

動物沒有錶、地圖及羅盤，然而動物體內的時鐘，竟是如此準確！植物也是如此，春天是生長的時機，夏秋是繁衍的好時間，冬天是再生前的死亡時刻，幾千年來主宰人類生活的自然節律，要想在自然界成功、活得久、繁衍下一代，最重要關鍵是預知季節的變化並與之配合，動物能配合自然的節律，調整每年的生殖遷徙及冬眠。

生理時鐘也就是晝夜節律（circadian rhythm），人的內在有一個時鐘，這個時鐘與外在環境配合與環境同步（entrainment），呈現以約24小時為周期的變動。包括植物、動物、真菌等，都有類似生理變化。

體內生理時鐘，大都由光周期及晝夜長短所主導，當生物處在恆暗（或恆亮）的環境中，體內的節律就走樣了。

生物也有內在時鐘，18世紀法國天文學家迪米宏（Jean Jacques d'Ortousde Mairan）發現含羞草白天會向著太陽打開，然後在黃昏時合攏，將含羞草放至黑暗環境，儘管沒有陽光照射，含羞草的葉子每天仍然保持其正常的規律性變化，大多數

書夜節奏及生理時鐘影響一切！

生物體能夠感知和適應環境的日常變化。

2017年諾貝爾醫學獎——晝夜節律，3位得獎人Jeffrey C. Hall、Michael Rosbash以及Michael W. Young，對「調控晝夜節律（生理時鐘）的分子機制」研究有貢獻，所謂「生理時鐘的分子運作機制」是指一種基因可控制蛋白質呈現晝夜節律的變動，並適用於人體身上。

他們發現果蠅的「周期」PER蛋白質會在夜晚時累積在細胞內、白天時被降解，以24小時為周期，隨日夜同步持續變化。解構生理時鐘的基本機制，植物、動物和人體內的生物時間，與地球的運行同步！人體內大多數基因都受到生理時鐘的調控，精準調節的晝夜節律！

生理時鐘圖示

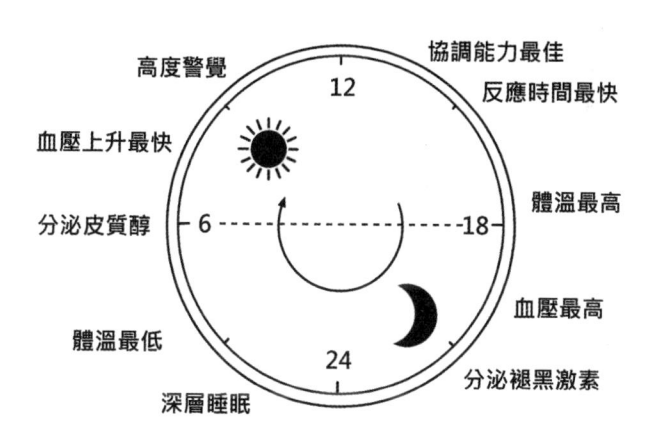

- 12：高度警覺／協調能力最佳／反應時間最快
- 血壓上升最快
- 分泌皮質醇
- 18：體溫最高／血壓最高／分泌褪黑激素
- 24：體溫最低／深層睡眠

「晝夜節奏」（circadian rhythm）——每24小時周而復始的自然周期，人體內許多生命跡象都受它影響：神經、內分泌、體溫、荷爾蒙、酵素分泌電解質排泄，以及「睡眠—清醒」循環，都遵循24小時循環。

《黃帝內經》：「飲食有節，起居有常，不妄作勞。」

古人日出工作，日落休息，人的內在生命節奏，就是外在大自然步調的表現，自從發明電燈、電視、電腦、手機、AI等，24小時營業服務，強調24小時便利性，也使我們漸偏離日夜自然循環，帶來更多文明病。

一提到「生理時鐘」，就會想到接近中午時分，腹部就發出咕嚕咕嚕的信號，提醒該吃飯了（空腹感）。一到晚上就自然也會有睡意，由於睡眠時間因人而異，或許每個人都具有自己特定「睡眠時鐘」，剛出生的嬰兒，由於睡眠時鐘尚未成熟，所以整天都處於昏沉慵懶狀態。在出生後半年，睡眠規律開始，逐漸形成，到了國中左右接近完成。

人體有一套生理時鐘，從中醫「五臟六腑與經絡之氣的循環」理論獲得啟示，進餐時間安排：早餐7～9點、午餐12～1點、晚餐5～7點，每餐間隔4～6小時，等胃排空上一餐食物後，再進食下一餐（空腹感），每次吃七分飽，不過食，減輕胃腸消化的負擔，避免吃零食、宵夜，睡前3小時不進食物。

晚上10點是整個24小時周期最重要時刻，此時心靈與肉體以及大地的能量匯合，有助於入眠，也是最好入眠時刻。

臟腑氣血運行時刻表

臟腑	時間（24時制）	器官功能	生活建議
肺經	3～5	呼吸系統	調息

大腸經	5～7	吸收、排泄系統	喝水、排便
胃經	7～9	消化系統	上午9點前吃早餐
脾經	9～11	消化、運輸系統	上午10～11點喝水
心經	11～13	中樞、循環系統	放鬆、進食
小腸經	13～15	吸收、代謝系統	下午1點前吃中餐
膀胱經	15～17	排泄系統	下午3～5點喝水
腎經	17～19	生殖系統	晚上7點前吃晚餐
心包經	19～21	循環、淋巴系統	放鬆、休息
三焦經	21～23	荷爾蒙、協調系統	準備就寢、休息
膽經	23～1	免疫、神經系統	睡覺
肝經	1～3	免疫、神經系統	睡覺

　　皮膚的新陳代謝，會於深夜1～3點達到顛峰。若能於晚間10點左右就寢，便可正好於深夜1～3點進入深眠時間，讓各種生理作用達到顛峰。

　　夜間11點至凌晨3點，生長激素分泌最多，睡眠的時間和深度，會影響生長激素的濃度，尤其青春期的男孩及女孩，都有一段「快速成長期」，女孩約10～12歲，男孩約12～15歲，此階段時間，是長高關鍵期，青春期之後，身高就固定了，所以，青春期的孩子，更要把握「關鍵期」，睡得好，就會長高，注意睡眠的時間及深度，飲食、運動，以提高自身的生長激素，若是在青春期少年沉迷網路、電玩……，錯過最佳睡眠時間，會影響到身高及成長。

　　若是無法在每天晚上10點就寢，也要盡量保持一定的就寢時間，生活維持一定規律，身體自然也會產生規律，一旦建立身體的規律，就可修復身體，強化再生能力。

　　一天晝夜節奏為24小時，而人體生理時鐘的周期超過24

小時,是什麼原因呢?

1938年美國的芝加哥大學教授納撒尼爾‧克萊特曼(Nathaniel Kleitman)及助手布魯斯‧理察森(Bruce Richardson)一起做個實驗,在美國肯塔基州猛瑪洞窟(Mammoth Cave)裡住一個月。猛瑪洞窟深入地下120英呎,約地下30、40公尺處,幾乎見不到任何自然光。一個月後,當他們從洞中走出來時,理查森的生理時鐘已調整至一天28小時的周期。

2000年,謝克(Robert L. Sack)醫師發表在《新英蘭醫學》期刊的研究,找了7名全盲者,幾乎不見光,也沒有生活作息約束,讓他們不受環境影響的隨意生活著(free-running),謝克團隊研究並記錄這些全盲者的生活起居後發現,他們的一天從24.2至24.9小時不等,平均是24.5小時。謝克的研究就是使用褪黑激素以改善人的生理時鐘。

從各項研究都可以看出「人的一天」較「地球的一天」長,若你實際記錄自己的心跳、血壓、體溫、睡眠、覓食等生理變化,就可以歸納出一個周期性的變化,如睏了要睡覺,餓了要覓食,睡覺時心跳、血壓及體溫等都會稍低些,這樣的一個周期,就相當於「人的一天」。

下次當你發現自己,越睡越晚,也許不是貪睡,只是盡情、無拘束地在過著「人的一天」。

如果人體生理時鐘沒有定期重新設定,將會使我們的時程與外界標準時程一再背離,兩周後,我們可能半夜吃早餐,直到清晨才上床,生理時鐘的不規則是造成失眠的重要因素,然而有趣是,個人與環境失去同步協調,是近年來的事,我們創造現代生活的便利,卻失去與大自然的同步規律。

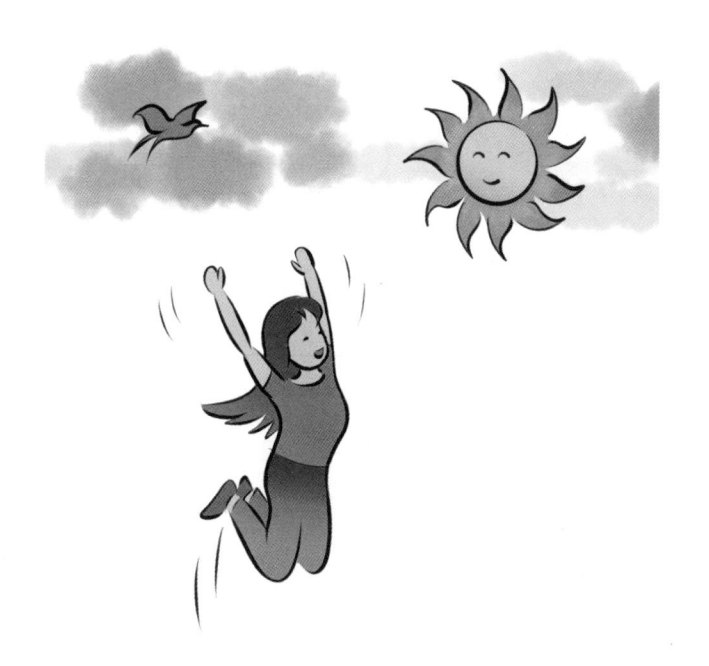

身體內在「生理時鐘」約24.5小時與外在24小時晝夜節奏不同步，必須持續校正身體「生理時鐘」，以適應外在24小時晝夜節奏。

如何穩定校正「生理時鐘」？

人體生理時鐘週期大約24.5小時，每天必須利用「陽光」及「食物」刺激，對生理時鐘進行「微調整」為24小時，「陽光」使人體協調導向24小時晝夜節奏，人體受到外界影響，建立起一定的生理時鐘，早晨一接觸陽光就讓人清醒，因為「光」及「食物」刺激「重新設定」了生理時鐘。

現代人生理時鐘混亂，如何校正？

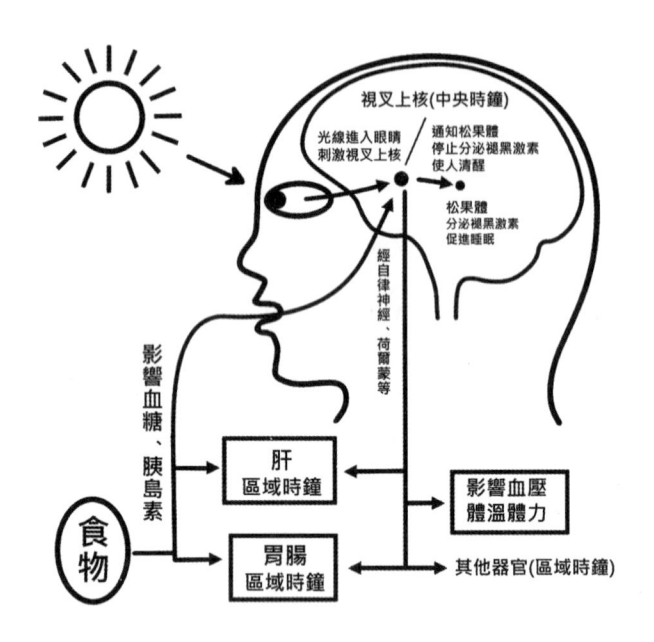

[圖示:陽光透過眼睛刺激視叉上核(中央時鐘),通知松果體停止分泌褪黑激素使人清醒;松果體分泌褪黑激素促進睡眠。經自律神經、荷爾蒙等影響肝(區域時鐘)、胃腸(區域時鐘)、其他器官(區域時鐘),影響血壓、體溫、體力;食物影響血糖、胰島素。]

◎「光線」有三個要點:

1. 早上醒來接觸陽光:

　　早上起床後,至少照15～30分鐘的太陽光。「光線」會影響「睡眠、清醒的節奏」,當陽光線進入視叉上核(中央時鐘),通知松果體停止分泌褪黑激素,使人清醒,陽光的刺激「重新設定」了生理時鐘。

2. 起床、就寢時間固定:

　　要想生活有節奏,首先起床和就寢時間固定,並保有充足睡眠。

訂下起床的時間，確定自己所需的睡眠時數和固定起床時間後，即可制定自己的睡醒時間表。例如，你預計早上6點起床，這是你內在生理時鐘的起點，而你需要的睡眠量是8個小時，便可以算出就寢的時間是晚上10點。

　　「夜貓型」生活若已混亂自然節奏，可調整為「白天型」生活，克服壓力，矯正此「夜貓型」生活方式，即是每天把上床時間往後挪幾個小時，因為長年夜貓型生活，生理時鐘早已固定，提前早睡會有困難，例如：經常在凌晨2點上床的人，可改在凌晨5點上床，隔天改在凌晨8點⋯⋯，如此每天把睡眠時間往後移，直到目標上床時間為止，以後則固定上床時間，而且隔天早上也固定時間起床。若要重新設定生理時鐘，可選在連休的假日中實行。

3. 夜晚不使用3C：

　　建立在臨睡前2小時不使用3C（手機、電腦、網路）螢幕裝置的習慣，安排一些靜態放鬆的活動。

　　夜晚未接觸到陽光，松果體會分泌褪黑激素，褪黑激素是人體自然分泌的一種荷爾蒙，必須在黑暗中才會分泌褪黑激素，正常人褪黑激素量會在半夜達到高峰，之後濃度開始下降，但如果在該睡的時候不睡覺，像是3C產品的光線，長久時間會抑制褪黑激素的分泌，讓生理時鐘混亂，產生失眠。

◎「食物」有二個要點：進食節奏與進食分量

　　「進食節奏」與「進食分量」會影響胃腸、肝（區域時鐘），影響血糖（血中葡萄糖）、胰島素。

1.「進食的節奏」需要「一日三餐規律地進餐」

端正「進食的節奏」：

① 第一步是「吃頓豐富的早餐」可去除睡意，促進腦部活動，也是一天活力的動力。

② 第二步是「一日三餐規律地進餐」，不規則飲食生活，會混亂身體節奏，也妨礙食物的消化吸收，降低抵抗力。

③ 睡前3小時不再進食，如肚子餓了，可吃輕食或喝流質食物，避免造成身體代謝變慢。

為什麼不在睡前吃東西呢？

研究證實了睡前吃東西會變胖理論，刊登在《臨床內分泌與代謝雜誌》(Journal of Clinical Endocrinology & Metabolism)。

美國約翰·霍普金斯大學Jonathan Jun研究團隊徵求20名健康的自願者，分別在晚上6點及晚上10點吃同樣的晚餐；並且都在晚上11點睡覺，早上7點起床。參與者皆配戴著追蹤器，固定每小時採集他們的血液樣本並進行睡眠研究；都吃了含碳水化合物的食物，以便研究脂肪燃燒的情形。結果發現，晚上10點才吃晚餐的人血糖值比較高，燃燒的脂肪也比較少。平均晚飯後血糖值高出約18%；脂肪燃燒率降低約10%。推測可能的原因是身體的新陳代謝變慢了，加上讓血糖導致體重增加。對於肥胖或患有糖尿病的人，影響更大。

2.「進食分量」：每餐七分飽，健康活到老

「七分飽」的感覺是胃裡面還沒有覺得滿，但對食物的熱情已經有所下降，是一個理想的飽足狀態，意味著你已經吃得差不多了，再吃幾口也可以，如果不吃也不會感到不適，不吃得太

多,這是「中庸之道」!明朝的太醫劉純提出了「七分飽」的實證。劉太醫是明成祖的親戚,活到120歲。

◎穩定校正「生理時鐘」重點摘要:「光」及「食物」

1.「光線」三個要點:

　①早上醒來接觸陽光。

　②起床、就寢時間固定。

　③建立在臨睡前不使用3C螢幕裝置的習慣。

2.「食物」兩個要點:

　①進食節奏。

　②進食分量。

二、體溫變化節奏

你屬於白天較活潑「白天型」或晚上較活潑「夜貓子型」?

首先須了解「體溫變化節奏」,由於人體在體溫較高時活動力較強,體溫較低時表示該休息了,當體溫很高時,是無法入眠的。人體的體溫,會隨著24小時晝夜節奏而有所變化,年輕人一天的變化幅度約為1.5度。

白天型的人

在傍晚6時左右體溫最高,從傍晚到晚上會依曲線逐漸下降,這條曲線會順利引導人進入睡眠,晚上10～12點,體溫下降是最佳安眠時刻,避免從事激烈運動和心理興奮(導致體溫上升),到了凌晨4點左右體溫降至最低,起床後,體溫又逐漸上升,以利身體的活動。

夜貓子型的人

體溫上最高點時刻比較晚,在晚上11點左右體溫最高,而在清晨8點左右降至最低,所以在上午時段常無精打采。

白天型與夜貓子型體溫規律之差異

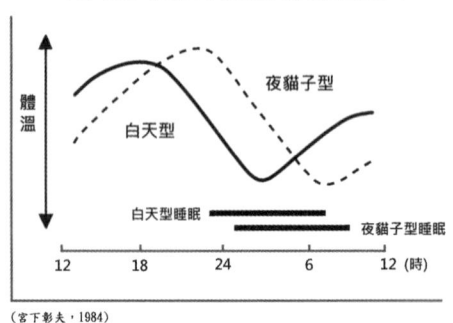

(宮下彰夫,1984)

不論是哪一型,只要日常生活保持一定的規律性,均不會引起問題,由於夜貓子型的人,上午時間頭腦昏沉,工作效率較低,所以白天型的人工作,上午就精神飽滿,工作效率較高。如果「夜貓子型」的生活,已造成睡眠品質的問題,就必須做些改變,調整為「白天型」,找回自己的生理節奏,和大自然保持均衡同步。

人類的生活模式越來越偏離生理時鐘,這是人類晝夜節律的重大挑戰。

主要原因:①輪班制越來越多。②人類越來越少去曬太陽。③24小時使用電燈、電腦、手機、AI、電視等。④人類越來越頻繁的跨時區遷移(即從東向西,或從西向東)。

日夜交替輪班,如何提升睡眠品質?

現在24小時營業越來越流行，一天的工作分成白天班、小夜班、大夜班，幾乎完全違反正常作息、生理時鐘與睡眠規律。若是已習慣晚上清醒的「夜貓族」，卻要輪班為「白天班」，又如已習慣白天清醒，轉為「夜貓族」的生活，生理時鐘就會紊亂。長期而言，對健康影響很大。

日夜交替輪班者，可透過以下方法，來提升睡眠品質：

① 善用「90分鐘的周期」，提高工作效率：在輪班前與工作結束時，例如：夜班前與夜班結束時，小睡一個半小時，可消除腦部疲勞，若是小睡時間不允許90分鐘，可在身體疲勞時，或是利用時間，假寐片刻（10到15分鐘），也能消除疲勞。

② 採用順時鐘排班法：排班時，以順時鐘方向排，如：白天班先轉小夜班，小夜班再轉大夜班，輪流換班，輪班時間至少在一個月以上，避免頻繁的輪班，工作時間也不宜太長，在輪班前至少有一周的時間來調整，每天往後延一個小時，讓身體慢慢適應調整。

③ 製造生理時鐘運作的環境：光線會影響生理時鐘，若是輪到大夜班，白天離開工作場所，可戴上太陽眼鏡，減少光線刺激。白天睡覺時，避免噪音，可使用窗簾遮光。

光周期反應，會影響褪黑激素分泌及生理時鐘，褪黑激素分泌減少及生理時鐘紊亂，可能會帶來睡眠障礙，更大問題是身體不同節律調整速度不同，例如：體溫、內分泌、心血管、胃腸、睡眠與清醒、荷爾蒙等，所有體內節律不同步，經過一天又一天不同步，最後不同節律之間，就不再同步；就像一個交響樂團，換了一位不同節奏的指揮者，演奏者轉換節奏也不同，最後就無法演出。

我們偏離自然的日夜周期——晝夜節奏越來越遠，體內的生理時鐘越紊亂，這將代表著人類必須為24小時使用電燈、電視、電腦、手機、AI等，付出相當代價。

實驗中睡眠遭到剝奪的老鼠，會在剝奪後14～40天內死亡，雖然不清楚死亡的原因，然而我們知道睡眠剝奪的結果，與死亡率有關。美國有一份報告指出，每晚睡眠不足4小時與較高死亡率有關，睡眠時間須多少，因人而異，依醒來覺得舒爽就是足夠，睡眠不足或過量、皆有妨礙健康。

假如一個人睡眠須要8小時，結果周一至周五都只睡7小時，那麼周五就累積5小時的「睡眠債」，再加上周五夜及周六狂歡，那麼「睡眠債，就累積更多」。接著下一周你可能溝通能力、決策能力及注意力會下降，然後至少有5小時以上的劣質睡眠，身體不適，問題狀況頻頻出現，所以千萬別欠「睡眠債」，平日睡得少，卻想利用假日整天補眠是行不通，因這樣做會打亂生理時鐘，身體分不清楚何時是清醒？何時是睡覺？

根據美國賓州大學丁格斯（DavidDinges），睡眠研究的說法，要完全付清睡眠債並恢復負債前清醒狀態，最好需要至少2～4晚上以上的補眠，若是早上無法輕易起床，表示睡得不夠，就別賴床，起來接觸陽光及活動，晚上就須提早入睡補眠。

肆　易於入睡的睡眠環境

　　睡眠與環境、光度、溫度變化、活動程度、飲食、身心調適、生理時鐘……等皆息息相關，每個人都有自己喜歡的環境，滿足自己需要即可，讓你的身心獲得良好調適，疲倦時，可以充分休息。有些人是「天生幸運者」，不必靠任何幫助就可安睡，然而大多數的人，安靜、清潔、舒適的環境，有助於入眠，寢室是屬於「自己的王國」，不用從理想的標準來評估目前居住環境，而是以目前居住環境為起點，再針對缺點逐一改善，如此就可獲得滿足感，以下寢室環境及其他條件，你有注意到嗎？

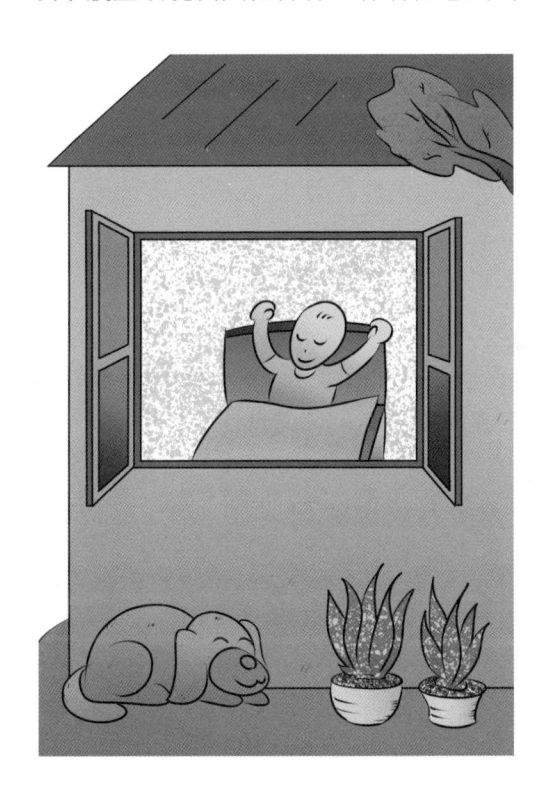

一、光線及照明

　　光線過度明亮，會抑制睡眠荷爾蒙——褪黑激素分泌，不易入睡，光線越暗，褪黑激素分泌越旺。睡覺時可以關燈，或利用窗簾外透進來的光。老年或嬰兒，臥室若須要照明，以間接照明較理想，而亮度以20勒克斯（20 LUX）最適於睡眠，可將檯燈的亮度調至最弱，也可在牆腳設置投射燈，讓燈光投射到天花板或牆壁，有些人在柔和的燈光下，比在完全黑暗環境，更能穩定心情。

二、花香有助於舒緩緊張

　　希臘神話中有一位專門掌管睡眠的天神許普諾斯（Hypnos），據說他就是生活在充滿花朵的環境，許普諾斯雖然住在一個平靜及黑暗的洞窟，然而洞穴入口處，卻開滿了無數的花。在夜晚來臨時，許普諾斯便取出這些花的汁液，將汁液灑向全世界，以喚起人們的睡意。

　　自古以來，花香與人們生活密不可分，芳香是療癒身心的重要因素之一，將適合自己的花香或精油，在放鬆時間使用，即可獲得高度的放鬆效果。

三、氧氣需求量及通風狀況

　　若是從氧氣的需求量來考量，每一位成人的必要空間，大約需要三個榻榻米大小，若是考量傢俱所佔的空間，則單人的寢室大約至少也要四、五個榻榻米，然而就目前的居住環境，只能選擇較小居住空間情況之下，就不添置多餘傢俱，仍可創造舒適

的空間。

　　通風狀況也是一個重要條件，人體在每個晚上大約會蒸發掉一杯的水分，如果房間密不通風，寢具會逐漸潮濕，滋養細菌、塵蟎、跳蚤。常常洗過澡仍然渾身會發癢，可能是細菌、塵蟎、跳蚤作怪了。如果可以每周一次，棉被拿去曬太陽，同時勤於清潔地板、房間，可使用吸塵器除塵，每1～3月將床墊翻覆，可減少滋養細菌、塵蟎、跳蚤。晚上睡覺時，可將房間的窗戶打開10公分，讓空氣保持通暢，若放置各種電器製品於室內，會使身體產生活性氧的正離子，想要減少正離子，一則可減少電器於寢室，再則白天使室內保持通風狀態，然而雨天時，則將窗戶關小，以防濕氣。

四、慎選寢具

　　每天睡覺時，都離不開寢具，因此在選購時，一定要親自使用看看，選出最適合自己的睡眠裝備。

1. 墊被、床墊的關鍵在於硬度

　　如果你一直睡不著，或因背痛而醒來，換個新床墊，也許會出現奇蹟，你可躺下來試試，注意一下，你的脊椎或側面是否總是成一條直線。太軟的墊被、床墊、身體會下沉，而不易翻身，造成腰痛也會影響排汗，然而太硬床墊，會睡得不舒服，選擇適中的硬度，並且能夠讓脊椎成一直線。

　　如果不良床墊（太軟、太硬），長期下來，會導致脊骨慢性傷害。睡木板床，地上式榻榻米是屬於太硬的，可以再加墊被、床墊；而兩個墊子摺疊床，可能又太軟，可以選擇獨立筒的彈簧床。年紀大的人，床墊最好選硬一點，才能提供身體更多支撐

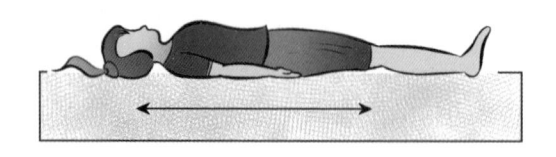

硬度適中的墊被或床墊能讓脊椎成一直線。

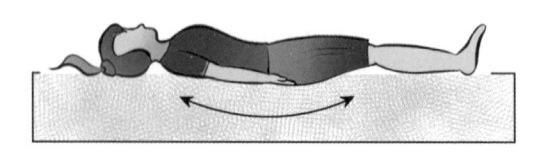

太軟的墊被或床墊會造成腰痛。

2. 枕頭的關鍵在於高度

　　枕頭最適宜的高度，是很適合自己頸椎的彎曲度，可側立，一邊肩膀靠牆，將枕頭放在肩膀上，枕頭剛好符合頭和牆的間距，脖子不用彎，也就是，在放鬆站立的姿勢，可以維持脖頸曲線的高度。選擇可以順著脖頸曲線，加以支撐的枕頭，如果枕頭太高，會使頸部肌肉過於緊繃；如果不使用枕頭，頸椎過度伸展，加重負擔。枕頭的材質，可根據觸感，吸汗性和排濕性等加以選擇，如果頭陷入枕頭太深，會太熱，同時也難改變睡姿。一個好的枕頭會適應你頸部的輪廓，支援頸部並保護頸部的肌肉。

3. 棉被以吸汗性及保溫性為佳

　　棉被的材質相當多樣，首要選擇吸汗性及保溫性較佳的天然材質，例如：冬暖夏涼的蠶絲被……等，也可以因應臥室溫度和濕度的變化，十分合宜。棉被不宜太重，免得呼吸不順暢。

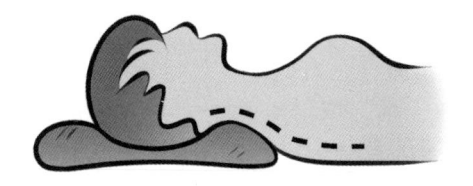

五、舒適睡眠的濕度和溫度

最適合睡眠是50％以下的濕度，躺在棉被裡的適溫，攝氏33度左右是入睡最佳溫度。

50％以下的濕氣，具有保溫效果，能創造出舒適睡眠條件，因為「濕氣是萬病的根源」，濕氣易形成正離子，一旦進入體內，會使血液循環不良，對身體會造成各種毛病。高濕度比高溫，更讓人難以入眠，與其降低溫度，不如降低濕度，就可以改善睡眠。濕氣會妨礙睡眠，尤其夏天，寢具因為往往流汗而帶濕氣。不妨讓寢具保持乾燥，每周曬一次枕頭、棉被……等寢具，睡前可先開冷氣，冷卻其濕氣。

尤其近年來全球暖化效應升溫，夏天的身體體溫控制成為極吃力的一件事，如果頻繁的進出像熱帶的戶外與像冬天的室內，自律神經忙碌且疲乏的調整體溫，會造成身體不佳和睡眠紊亂。

由於全球暖化效應，現在室內與室外溫差都超過五度以上，溫差大導致血管脆弱或病變，應避免大熱天喝冰水的危險行為，雖然健康人體能調節溫差所帶來的血壓變化，然而全球暖化效應，溫差越來越大，站在保護血管健康的角度，還是建議大熱天

不要立即喝冰水,當體溫高於攝氏36.5度時,身體自然會藉由出汗來散熱,如有流汗記得擦汗,避免風寒。將冷氣設在26～28度,如果覺得太熱,再搭配電風扇一起使用,電風扇記得對著牆壁吹,避免直吹身體。當室內外溫差超過五度,身體表面感覺到外面的冷空氣,使得皮膚或毛細孔收縮,避免熱的釋出,兩相衝突下,生理功能會失衡紊亂,室內記得穿上外套,避免身體受涼。

冬天時,肌肉會收縮,血液循環變差,最大課題就是如何禦寒及保溫,可使用厚質窗簾、暖氣設備。

夜晚氣溫會下降,所以入睡時,要保持最適當的溫度,讓體溫下降後,再上床,若室內溫度過高或過低,皆不易入睡。

躺在棉被裡的適溫,攝氏33度左右是入睡最佳溫度,就像嬰兒在母親胎內,溫度是33度左右,接近這個溫度,就能夠令人心安,得到舒適感覺,也接近體溫。保持這個溫度,汗腺容易張開,就能夠順暢排汗,使體內毒素大量排出。

氣候變化,可依據溫濕度計,善用加濕器、除濕機或烘被機,以保持適宜的溫度與濕度。

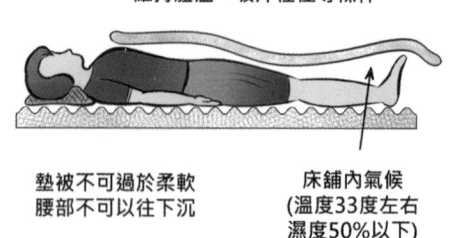

棉被材質選擇能
維持體溫、吸汗性佳等條件

墊被不可過於柔軟
腰部不可以往下沉

床舖內氣候
(溫度33度左右
濕度50%以下)

六、是否躺在「電磁場干擾」的環境？

我們周圍的電場、磁場和電磁場,它們是因電器、遠程輸電線、地面輻射和地球輻射場所產生,若是睡眠場所負荷太重,會出現睡眠障礙。

電磁場干擾是睡眠的無形殺手!

現代人睡前滑手機,睡覺時手機充電,整晚都在高電磁波狀態,這會讓自己暴露在受到傷害的風險,長期淺眠,未能獲得深度休息,因此最好避免睡前滑手機,睡覺時手機不充電,讓自己降溫,才會有個好眠。

你有必要保護你的腦及心,不受電磁場的干擾。

以下有幾種方法,你可做看看!

1. 睡前2小時不使用手機及3C產品。
2. 床架和床墊不用金屬材質。
3. 不將收音機、電視、電腦,直接放在床邊。
4. 床位盡可能不在電纜、電線、插頭旁,臥房遠離高壓電纜。
5. 睡前拔掉電器製品的插頭或關掉電器電源、手機轉飛安模式。
6. 睡覺時盡可能保持無電源開啟,手機不充電;在夜裡的臥室,盡可能保持無電源開啟,保持無電壓狀態。

伍　睡眠前的準備

　　一般人把白天的壓力、緊張、情緒、念頭和問題，帶入夜晚的睡眠，也沒有做特定的準備，也不會撥出時間做睡前準備，在睡前並未讓自己安靜下來！在散亂中或看手機入睡，整個晚上內心充滿負面情緒、念頭，當夢從這些負面情緒、念頭產生時，失去了穩定的覺知，被夢中的影像和身體感覺影響，醒來後也忽略了夢所要傳達的涵義，忽視了身體焦慮而持續緊繃，心裡紛亂又開始忙碌於白天的活動。

　　睡眠被干擾了，夢充滿著壓力與焦慮，醒來後又得不到充分休息，疲倦地開始一整天的活動。

　　如果能為睡眠做好準備，重視睡眠的重要性，在睡前讓自己身體放鬆、思緒放空，帶著穩定的覺知和正面的特質、健康的睡眠習慣入睡，與其把負面的情緒和念頭、不良的睡眠習慣帶入睡眠，不如應用幾個技巧，讓自己遠離這樣的負面情緒和不良的睡眠狀態。如果你知道如何讓身體放鬆，情緒解脫，情緒消融於空性，放下念頭，應用任何方法，在睡前讓緊繃的身體、負面的情緒、飛揚的念頭安定下來。

睡眠的地方是否給予我們安全感？

　　假如在熟悉安全的地方，也感到焦慮不安、害怕，如果未覺知到焦慮不安的心情入睡，就會出現類似焦慮不安的夢，所以入睡前營造一個不受干擾的環境及神聖空間，將睡眠的地方轉換為一個不受干擾的神聖空間，這是很好的方法。營造一個放鬆安靜的神聖空間，可以經由冥想、擺放讓你安心的東西或神聖特質的物品、呼吸法、瑜伽、按摩、聽音樂、祈禱……等等，讓自己的心處在安心、放心、放下的狀態，這樣對睡眠是有很大的幫助。

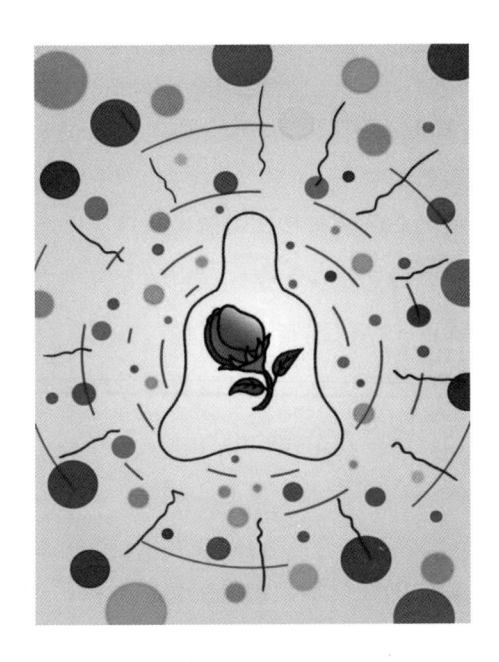

一、建立睡前儀式——四個動作

睡前儀式——四個動作：暫停時間 身體放鬆 思緒放空 床的時間

1. 暫停時間（暫停手機及3C產品、不做刺激事、不想事情）。
2. 身體放鬆時間，例：洗澡、伸展操。
3. 思緒放空時間（思緒放空30分鐘），例：靜坐、祈禱等，營造神聖空間。
4. 床的時間，例：萬緣放下、睡前放鬆呼吸法。

二、睡前祈禱文

當我吸氣時，我把心帶回來，感受到內心喜悅、自由，

當我吐氣時，把內心的痛苦情緒、感覺吐出。

就在此刻，我深入覺知全身，感知痛苦的本質，

溫柔擁抱內在痛苦，慈悲地接觸內在痛苦。

當我吸氣時，覺知全身，感受到身體放鬆、自由，

當我吐氣時，把身體壓力緊繃吐出。

當我吸氣時，覺察內在恐懼、憤怒、絕望、嫉妒、懷疑、擔心、失望……的種子，

當我吐氣時，接納內在恐懼、憤怒、絕望、嫉妒、懷疑、擔心、失望……的種子，

溫柔擁抱內在恐懼、憤怒、絕望、嫉妒、懷疑、擔心、失望……的種子，

慈悲地對待內在恐懼、憤怒、絕望、嫉妒、懷疑、擔心、失望……的種子，

像母親擁抱孩子，像天空容許白雲（內在恐懼、憤怒、絕望……）來來去去。

天空與白雲沒有吵架，沒有抓取，天空容許白雲來來去去。

當我吸氣時，我回到自己，我自由了！

當我吐氣時，我從恐懼、混亂中解脫了！

當我吸氣時，我受到保護，我受到內在神性保護，我自由了！

當我吐氣時，我從恐懼、混亂中解脫了！

內在神性（佛、基督、天主……）是我的呼吸，
我吸氣時，我和諧運作，我自由了！
我吐氣時，我在愛、光明、和諧、內在神性的狀態！
吸氣時，我自由了！
吐氣時，我知道內在能量，讓我能安穩平靜睡覺！
我與我內在神性、愛、光明、和諧是一體的！

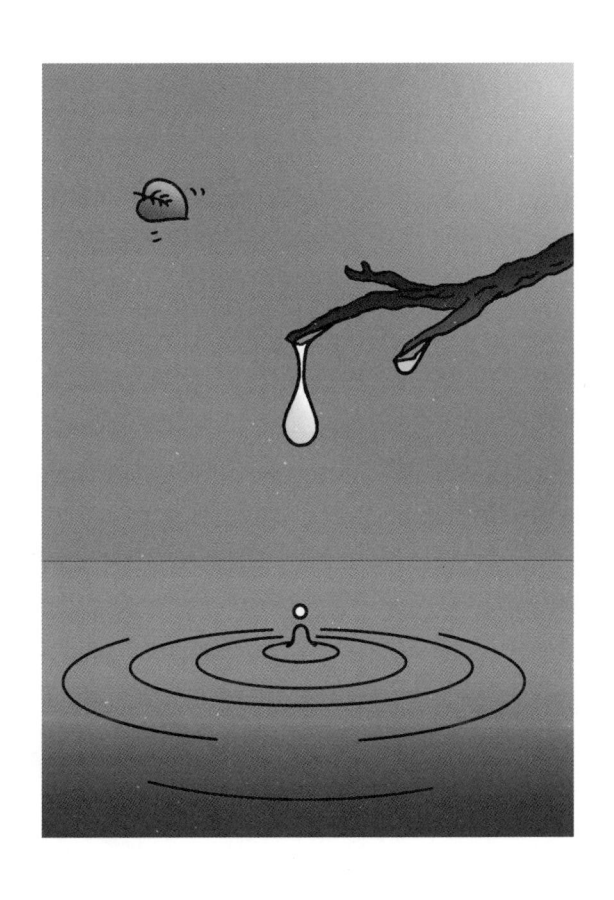

三、睡前放鬆呼吸法

　　靜躺不動式——具有鬆弛效果，以此姿勢入睡最為恰當。

1. 全身放鬆

　　仰臥於床上，雙手自然伸直，全身放鬆，手掌朝上。

　　身體不要用力，將放鬆的感覺依序從頭到腳，首先是頭部、頸部、臉部，其次肩膀、上臂、下臂、腹部，一直往下到小腿、腳踝、腳趾為止，放鬆全身的肌肉。

2. 腹式呼吸放鬆法

　　躺下來，閉起嘴巴，鼻子吸氣時覺知腹部鼓起，腹部像氣球般鼓起。

　　鼻子吐氣時，放鬆放空，把積存腹部空氣吐出，腹部凹陷如漏氣的皮球。

　　吸氣時，覺知氣的震盪，吐氣時，放鬆放空……。

　　重複這樣一吸一吐，吸氣時，覺知氣的震盪，

　　吐氣時，放鬆放空……。

　　重複這樣一吸一吐入睡……。

　　吸氣時，覺知氣的震盪，

　　吐氣時，放鬆放空……。

　　重複這樣一吸一吐入睡……。

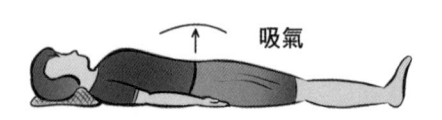

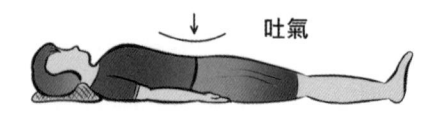

陸　失眠檢查五部曲

　　失眠這件事不能單獨來看，需考量整個系統，優質睡眠是健康身體的基礎，失眠是一種症狀，提醒你身體有異狀的健康警示，想解決失眠問題，須了解各種失眠的原因，以便採取適當的對策。不妨檢查自己有以下五個現象嗎？
一、是否有壓力存在？
二、是否有強烈持久的情緒變化？
三、是否思慮過多？
四、是否有勞動不足或過勞？
五、是否有飲食不當？

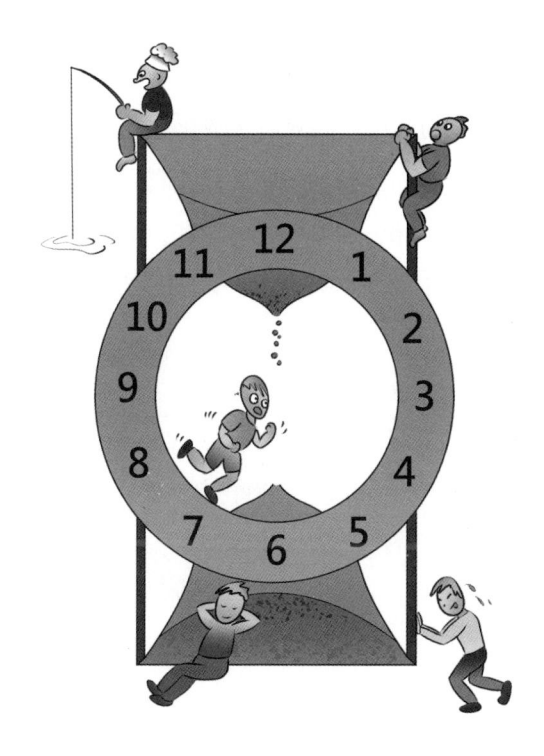

一、是否有壓力存在？

現化社會，充滿各種壓力及生活事件，如家庭不合、戀愛或婚姻不遂、親人疾病或死亡、子女學業不佳、天災侵襲、經濟壓力、政治動盪、情感委屈、抱負與才能不能發揮、工作不順心、人際關係緊張……等，這些生活事件層出不窮，壓力促使腦細胞胡思亂想，難以入眠，可試著從自己反省起，調整步調，紓解壓力。

壓力是什麼？

研究「壓力」的先驅，是在醫學領域中的加拿大漢斯‧塞利耶博士（Hans Selye，1907～1982）。

當你用手指按壓皮球時，它會凹入，同樣地身體受到外來的刺激，身體也會起反應而發生變化。

塞利耶博士，為這些外來的刺激下定義為「stresser」，因為「stresser」所引起的身體反應為「stress」，即「壓力」，原本指「身體產生之變化」，然而一般引起之刺激，也叫它為「壓力」。壓力的種類可分「身體性的壓力」與「精神性的壓力」。

身體性的壓力

1. 外在壓力

(1) 物理性壓力：炎熱、寒冷、高氣壓、低氣壓、溫度、濕度等。

(2) 化學性壓力：空氣污染、有害物質、酒、菸等。

(3) 環境的壓力：噪音、光線、塵埃等。

(4) 生理性壓力：外傷、疾病、長距離通勤、長時間工作等。

(5)生物性壓力：細菌、病毒、花粉等。

2. **內在壓力**

(1)生活的壓力：不規則的生活、熬夜等。

(2)飲食的壓力：過食、少食、偏食、營養不足等。

(3)睡眠的壓力：睡眠不足、睡眠過度、作夢等。

(4)運動的壓力：運動不足、運動過度等。

(5)其他的壓力：懷孕引起的身體變化、月經引起痛苦等。

精神性的壓力

1. **社會性壓力**

(1)工作壓力：就職、調職、單身赴外地工作、晉升、降職、轉職、失業、退休、加班、夜班、責任、忙碌等。

(2)學校壓力：入學、轉學、升學、退學、成績不佳等。

(3)家庭壓力：結婚、離婚、遷居、同居、分居、子女獨立等。

(4)人際關係壓力：上司、同事、部屬、客戶、朋友、老師、鄰居、家人、婆媳等。

2. **心理性壓力**

(1)身體壓力：疲勞、疾病、受傷而失去健康、懷孕、生產、老化等。

(2)喪失經驗：離婚、與親密關係之人別離、死別等。

(3)其他：家人與朋友的疾病、對未來的不安、恐懼、發怒、失戀、失敗、挫折、爭吵。

你了解自己是否是屬於「釋出壓力荷爾蒙」的人？
- 無時無刻留意時間。
- 上進心強。
- 責任感重。
- 埋首於工作。
- 在假日仍掛念工作問題。
- 好勝，競爭心比別人強一倍。
- 性急而易發脾氣，具攻擊性。
- 凡事勇於挑戰。
- 經常把自己和他人比較。
- 討厭輸給別人。
- 訂下目標，就勇往直前。
- 假如不全力以赴，就會很自責。
- 除工作夥伴之外，不和其他人交往。
- 沒有興趣或嗜好。

檢查你的「壓力承受度」

　　壓力因個人差異程度也會不同，然而主要是每個人在成長過程所形成的「性格」、「體力」、「體質」。你有以下的特質嗎？如有，則表示壓力承受度弱。

- 一本正經，凡事要求完美。
- 遷就周遭而犧牲自己，或勉強全力以赴。
- 感受性強、神經質。

- 凡事拖泥帶水，容易執著一件事情，冥頑不化。
- 過於介意周遭。
- 缺乏彈性。

在下列「體力」與「體質」的影響下，壓力耐性會減弱：
- 疲勞過度。
- 生病過後身體虛弱時。
- 從小孩時就易發燒、下痢、暈車。
- 頭痛、目眩、便秘、月經不順等體況失調。

若有以下性格，則壓力承受高：
- 心情轉換快。
- 不太介意眾人眼光。
- 能夠舒暢自由表達感情。
- 個性大方。

解除壓力的方法

　　對於壓力，若在思想、行為的改變，或給予條件或學習的方法，可減輕或遠離不良影響。基本上，只要不緊張，放鬆身心，就可以消除壓力，如能做一些有意義的事情，也能提升免疫力，遵循自己的步調，選擇適合自己的方法進行，以下方法僅供參考，建議各位從喜歡的事情開始做起。

1. 藉由「認知療法」了解思想偏差

　　所謂「認知療法」，就是了解並解決自己心理問題的關鍵，存在於自己意識範圍內的觀點，來進行的治療方法。情緒不穩定，無法適應環境，其原因多半來自想法偏差或認知的偏差。願

意修正自己「認知的偏差」形態，擁有彈性的想法，就能調整情緒，藉由檢查認知的偏差，來改變想法，使不良影響的壓力，變成良好的壓力，巧妙運用壓力。

　　注意自己認知偏差的自問自答法，幫助自己，了解是否有這樣偏差的想法。

(1)凡事都採「黑或白」或「非此則彼」，這種二選一的兩極思考模式嗎？

(2)極端反射思考模式，是否每次使用「絕對是○○」或「絕對不是○○」？

(3)一般化：是否只以發生過一件事情或體驗為由，就認定自己不行或經常自責呢？

(4)是否只注意自己軟弱的一面或缺點，而拒絕接受內心堅強一面或優點？

(5)是否經常，只看事物壞的一面（負面）而變得悲觀？

(6)對於自己不必負責的事，也會自責？

(7)對於與自己沒有直接關係的事，是否也認為與自己有關呢？

(8)是否希望或認為，自己一定要完美無缺？

(9)是否過度想像，嚴重狀況到來的可能性？

(10)是否過度誇張，詮釋某件事情發生的意義？

(11)不能自然地接受事物，擁有「必須是○○才行」的想法而自尋煩惱？

(12)是否認為無法改變現狀呢？

(13)在行動之前，是否抱持「反正結果一定是○○」的否定想法？

⒁當從對方那兒，無法得到自己的期待，是否會失望地認為「我對他付出這麼多，他竟然這樣對我」？

⒂是否認為跟別人商量或求助於人，是一件可恥的事？

若有以上的特質之一，就要修正自己「認知偏差」形態，調整轉化思想，擁有彈性的想法及靈活的心，這樣就可以巧妙地化解壓力，以下要點可做做看！

⑴承認自己承受壓力

　　默默忍耐痛苦是美德，自古一直被稱讚，然而忍耐也是有限度，如果過度累積壓力，不久就精疲力竭而不支倒地，學習承認並接受陷入壓力狀態之心態，是很重要。

⑵你無法控制對方，然而可自我控制，自我改變

　　如果你以為每一個人都跟我一樣的想法，採取相同的行動，那就大錯特錯了，首先了解到，每一個人都有獨特處，在社會上，什麼樣的想法都有，否則就會天天生氣，時時不悅。你無法如意改變對方，然而可自我控制，自我改變，當有如此想法，你會發現心情穩定、開朗。

⑶不只是擔心，可朝向好處想

　　遇到困難，與其終日憂心害怕，「不成功，怎麼辦？」、「一定不成功」、「別人會看輕我」，身心俱疲，不如把想法轉換到正面思考上，才是不累積壓力的要訣。

　　你可以每天在鏡子前自我暗示：「事情會越來越順暢」，如此每天不斷持續暗示，事情自然會有不可思議的轉機。

⑷改變想法，增加心理彈性

　　俗語：「窮則變，變則通。」若原先想法、態度及行為，

帶來負擔，何不改變一下呢？要使改變能夠迅速而有收獲，當事人心目中的世界，就先要有改變的可能性存在，可問自己，是不是無論何時，至少給予三個以上新選擇，擁有最多選擇的人，也是具有彈性的人，將會主導互動的關係，此乃靈活的重要性。

2. 盡量減少壓力來源

在人的一生當中，壓力必然會存在，適度壓力，人類才有進步，然而持續過度壓力，身體不支受不了，心理也疲憊不堪。每天的壓力持續不斷，唯有學會如何克服壓力，遠離壓力，避免壓力的來源，才不會造成身心的負擔。壓力的來源，請參閱前面的說明。

容易積存壓力的人，遇到別人有求於他，自己一個人就把所有事都包辦下來，又想不辜負周遭人的期待，可自我反省，是否凡事適可而止？自己是否承擔過重？是否不好意思拒絕？

以下要點有注意到嗎？

(1) 感到疲勞時，立即休息

當感覺很累時，即「身體和心理太過勉強」而亮起紅燈，就須好好休息，也許你會覺得累了就休息，那麼工作要何時才能完成？

然而忽略身心的疲倦訊息，持續勉強下去，不久之後，會因過度勞累而陷入疾病中，工作也會受到阻礙，所以，不能只看眼前，而是看到深遠的未來。

(2) 大事情細分成小事情，把它分成幾個小部分

若是工作量大，可不用想一次做太多事，可細分幾個

小部分，再集中眼前的這部分，一小部分逐步完成，假如夫妻均為上班族，不必一人包辦所有家事，可尋求家人的幫助。

(3) 跟家人、知心好友、神職人員或心理專業人員商談

人會承受過度壓力，也可能跟性格有關，想避免壓力，總是無法遠離。欲藉由本人的力量來解決壓力，但如有困難，不妨找家人商量，跟知心好友聊天，以第三者眼光指出方向，也是減輕壓力的方法之一。可向神職人員求教，很多人從宗教中得到很大的慰藉和鼓勵，走一趟教堂、佛堂和禪寺，或和你的牧師、法師或神父談話，也能更新你對自我和宇宙的想法。沒有宗教信仰的人，則可從科學發現，在大自然中，也能得到同樣的精神援助。清晨面對太陽的曙光，夜晚站在沙灘上，仰望遙遠的銀河，思考宇宙的廣大浩瀚，我們身處其中，是多麼渺小，是一種能將白天微不足道的憂慮化為烏有的好方法。敬畏、驚嘆和感恩都是強而有力的積極情緒，常能勝過頑強的憂鬱。

若是持續壓力狀況一直未改善，可尋求專業心理人員的支援，鼓起勇氣，找心理專業人員或心理醫師商量，共同謀求解決問題。

二、是否有強烈持久的情緒變化？

人們在日常生活中，生活事件總是不可避免，情緒上不愉快，甚至痛苦、憤怒、悲傷、恐懼等感受。持續時間不長，不會影響身體健康，但如果這種情緒反應過強或持久，超過人體生理活動所能調節的範圍，可能引起人體內分泌和神經功能紊亂，甚

至會帶來疾病。

人體的心理現象與生理現象是不可分割的統一體，情緒致病在《素問・陰陽應象大論》中總結為「怒傷肝」、「喜傷心」、「思傷脾」、「悲傷肺」、「恐傷腎」，五種情緒如果過度，就會對各自維繫內臟造成一定的傷害。

邵康節的《能寐吟》曰：「大驚不寐、大憂不寐、大傷不寐、大病不寐、大喜不寐」，另「大怒」、「大思」、「大悲」、「大恐」皆使人不能入眠，損害身體，降低身體抵抗力，唯有「大安能寐」，息心安心，才能舒服入睡。

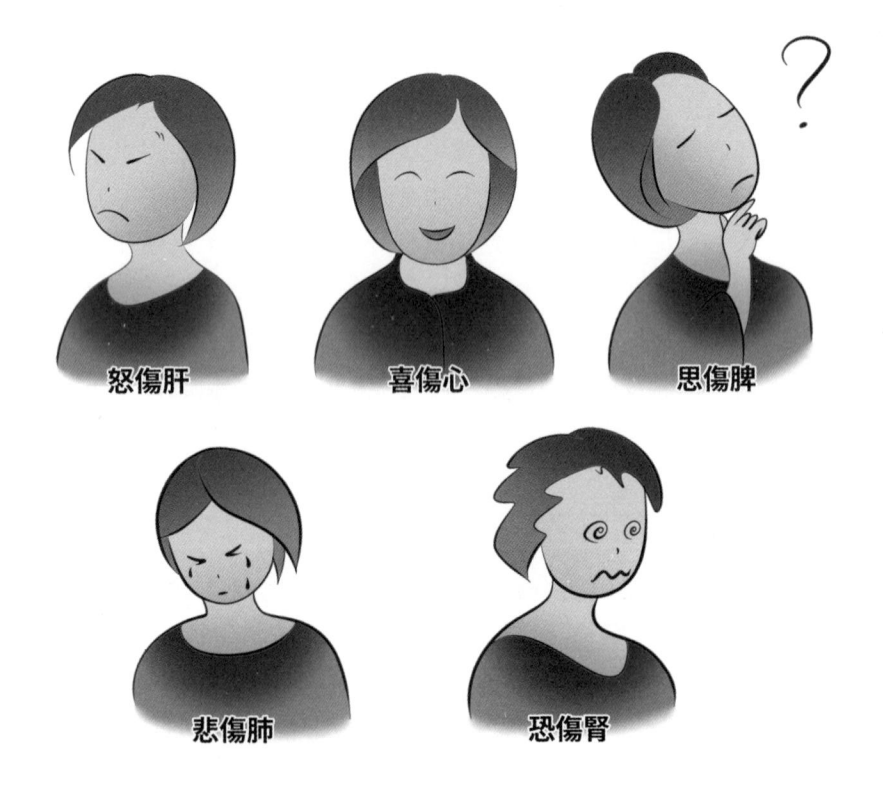

怒傷肝　　喜傷心　　思傷脾

悲傷肺　　恐傷腎

情緒調整不容易，可參考本書：第二站第壹單元：一般的夢，練習一下自己的內心狀態。也可聆賞以下影片。

調整心情，讓心平靜下來！

三、是否有思慮過多？

古人說：「久思傷脾」，人有思緒就不易入眠，思慮過度，傷及心脾；脾虛不能統血，引起血液耗損，血液無法歸心，就會使心神不安，難以入眠。想要入睡，必須排除雜念，平心靜氣，睡前萬緣放下，一念不起。

脾主肌肉，適度運動，可活絡脾的功能，使水穀精氣充分運送於心，有利睡眠。《內經》中說：「胃不和則臥不安」，平日飲食無節度或飲食不當，損及脾胃，出現消化不良，飲食不化，腹脹嘔吐等，也是難以入眠。想要舒服入眠，就要先將五臟六腑安置好。思慮過多，會破壞身體的均衡，使人難以入眠，或無法睡眠。

在中醫角度，稱「脾胃為後天之本」，說明脾胃在維持人體生命活動的重要性。胃的功能主要是接納飲食並進行初步消化。

脾的功能：

1. 脾主運化：將初步消化的飲食，進一步消化，吸收其中營養物質和水（即水穀精氣），並運送全身各處，營養全身。
2. 脾主肌肉：《素問‧五臟生成篇》注解說「脾乃倉稟（米食之意）之官」，主運化水穀之精，生養肌肉。
3. 脾主統血：即統攝控制血液，使血液流行於脈管之中，而不溢出脈管之外。

心主神明，神明即神志意識（知覺、情感、思維、意志等精神活動，屬西醫的大腦功能），然而人的精神活動，一夜也離不開血液需要，只有心血充足，濡養腦髓，才能有精神思維意識。精神思維過度，造成心脾兩虛，血液耗損，心神不安，睡不著而失眠，長期而言，還會引發其他疾病。想要入睡，可做深呼吸或腹式呼吸，先排除雜念及思緒，平心靜氣，思緒清空，念念觀知，隨念生，隨念滅，離開妄念諸想，漸漸能夠進入無念，平靜的狀態，進入安眠。

　　古人說：「脾好音響」，音樂使人身心愉悅，樂聲能使脾臟興奮，促進體內的血液循環、腸胃蠕動、肺活量加大、大腦皮質活絡，在平常不妨引吭高歌一下，與家人、好友聊聊天，生活中有「律動」，皆有鼓動人心作用，你也可以打開音響，藉由音樂力量，使心脾俱歡。

　　聆聽「α波[1]旋律」的音樂，使心靈平穩，大自然的聲音，也具有α波旋律，如：流水聲、微風、蟲鳴鳥叫……，或自己喜歡的曲子，沒有波動也無妨，也一樣可以讓人心情愉悅，一邊聽放鬆效果佳的音樂，一邊愉快地做家事或運動，效果會倍增。

---

[1] α波：人放鬆時產生的8～13Hz的腦波。只要聆聽1/f波動的波長之音色，腦中就會產生α波，而達到消除緊張的效果。營造α波曲子，多半是古典音樂，尤其以莫札特曲子為最多，如：弦樂小夜曲（莫札特）、雨滴（蕭邦）、藍色多瑙河（小約翰・史特勞斯）、G弦上的詠嘆調（巴哈）、愛之夢第3號（李斯特）……。

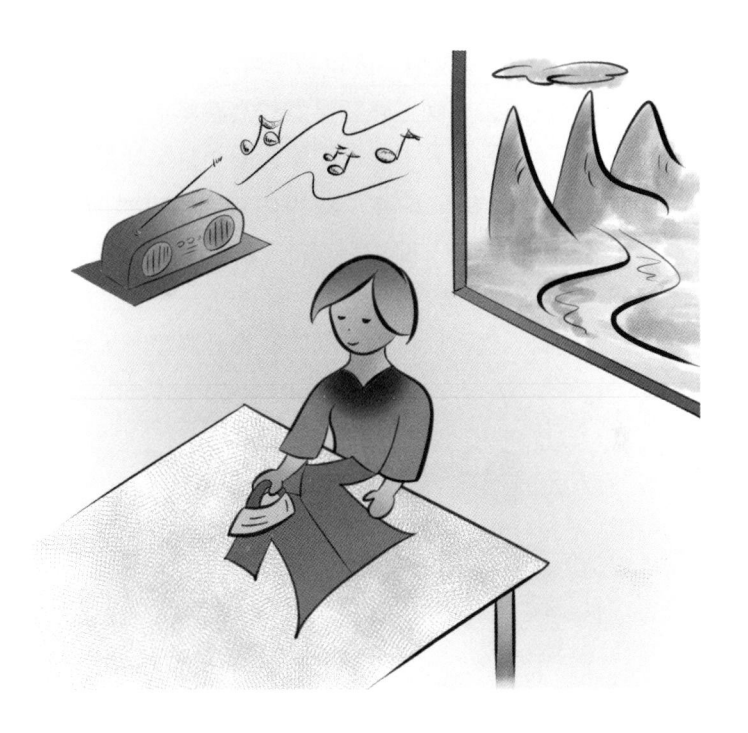

四、是否有勞動不足或過勞？

勞力過度則耗氣，疲倦無力。工作狂不斷加班，或過於激烈運動，超過身體可以承受的極限，反而造成身體更多的不適及毛病。

最好「今日疲勞，今日去除」，身體的疲勞，可從睡眠及休息中恢復，然而生活及工作形態須調整，才是根本之道。

勞動不足，不參加體力勞動和運動鍛鍊，會使氣血運行不暢，脾胃功能呆滯，抵抗力降低、精神不濟，也會不易入睡或無法睡。

白天專注於工作及興趣，可以找一件事讓自己可以全心全意投入，每日適度運動，晚上睡意自然較為濃厚。利用空閒時間多到大自然走走，活動筋骨，氣血循環暢通，自然好眠。

　　每日適度運動之後，身體及精神伸展開來，有助於安眠，選擇適合自己體能的運動，例如：步行、騎單車、有氧舞蹈、游泳、伸展操、瑜伽、達摩易筋操、太極拳⋯⋯等，在日常生活中，短暫等候時間，就可以運動，例如：等紅綠燈時，可轉動腳踝等。

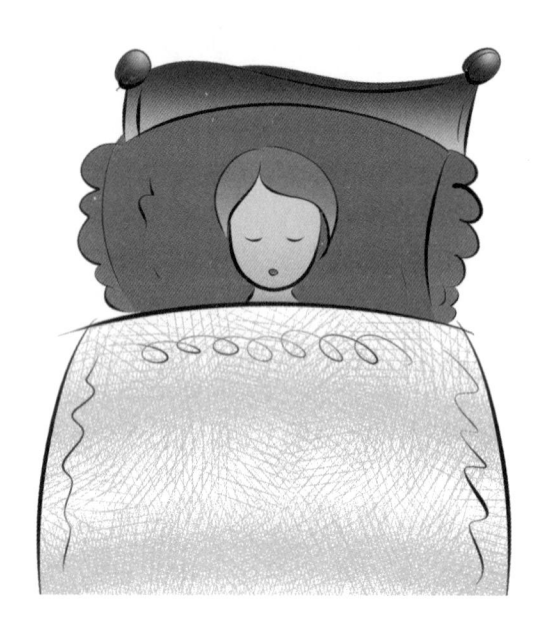

　　每日適度運動之後，會產生適度疲勞，讓你睡得更香甜。

　　盡量找時間步行，步行是「吸氧」的耐力運動，避免在中午直射的陽光及交通繁忙的街道。步行時，選一雙合腳的跑步鞋，

裡面有氣墊，不會造成足部過多壓力，可以在住家周圍公園、學校操場，選擇平坦的路面，避免高低不平的路面，易扭傷足部或對膝蓋造成傷害。速度慢慢加快，如第一個月兩圈，第二個月三圈，第三個月四圈。

步行運動時間，要連續走至少30分鐘以上，才能產生效果，例如：逛街買東西，走走停停，穿著不舒適皮鞋或高跟鞋，手上又提東西，這樣不能達到運動效果，反而腰部、肩頸、手臂、足部，容易受傷。

帶著快樂感覺去步行，如果自己的體能可以勝任，步行上山、步行下山，尤其走坡道，可運動肌肉，刺激神經，促進腦部機能，學習觀察的過程，心靈就會慢慢地平靜下來。步行具有放鬆腦部的效果，解除焦慮不安的情緒，想要得到舒適的睡眠及平穩的情緒，不妨在每日生活中多步行，生活會更充實。

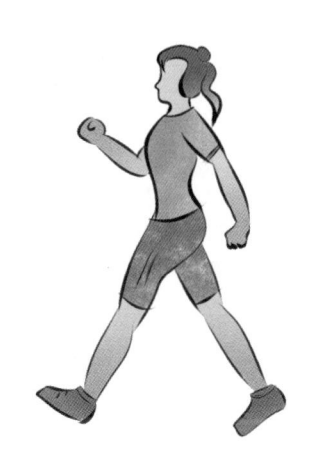

有助安眠的步行

上身挺直,眼睛向前看,盡量不看地面。

挺胸全身放鬆,不是聳肩,挺直背部和腰部,肩頸放鬆。

注意呼吸節奏,配合步行步伐。

手輕鬆握成拳,不緊握拳頭。

穿舒適的鞋子,例:運動鞋,先以腳跟著地。

五、是否有飲食不當?

生命仰賴食物的維繫,食物對於整體的身心健康,提供了重要能量資源。適當而均衡的食物,提供高效率的能量,而且不傷及身體器官。然而不當而錯誤地調配,不但消化不良,營養也無法全然吸收,甚至會傷及身體器官,俗語:「病從口入」,食物選擇不當及吃法不對,造成消耗身體疲勞,消化不良,廢物及毒素累積等,損及身心的健康。睡不好,如何吃,才能身心舒眠呢?最重要就是小心控制食物,食物的選擇及分量、攝食方法。

如何吃,才能睡得好?

1. 食物的選擇及分量

梵文「瑜伽」一辭就是「結合」,個人意識與永恆至上意識的結合,瑜伽視宇宙為一整體,其各部分彼此間有密切關係。任何事物都是不可分割,樣樣事都是宇宙至高意識及控制操作宇宙能量,就像陰、陽的一體兩面。在萬物創始之初,只有至高永恆的意識存在,就像一片無止境的喜樂與寧靜,然而漸漸地有一種對純意識的約束力產生,開始對純意識加以作用,影響這種約束力的作用越來越強,壓縮至上意識而使它越來越實體化,改變它

最原始的寧靜平和狀態。人類必須擴展他的心靈，將個體融歸至永恆的平和、極樂之汪洋中，這是人生的目的，也是瑜伽修練所引導的方向。在瑜伽食物與宇宙力量中，對至上意識有三類食物，產生不同程度的約束力。

第三類惰性食物：最具實體的惰性力量，對至上意識有最大約束力。

惰性食物具有粗俗遲鈍、怠惰、腐敗以及死亡力量。當惰性力量在宇宙中對生物發揮它最大功能，就是招致死亡，當惰性力量對心靈起作用時，會覺得遲鈍、疲倦、懶散或心情不好。

如果吃了第三種惰性食物，會使我們的身心變得粗魯懶散，它刺激較低的兩個脈叢結（海底輪、臍輪），會產生貪欲、害怕、恐懼、渴望、性欲等，身體易怠倦生病，這類食物如：肉類、魚類、菸、酒、味精、麻醉品、陳腐的食品、放置過久的食物或飲食過量。為了身體的健康及心靈的純潔、平和，如果因環境或身體因素不允許不吃，先跟這些食物或生命道歉並感謝。

第二類變性食物：會產生不停活動、變性的力量。

變性的力量操縱著宇宙，就會發生大變動，產生很大能量，像一瀉千里的瀑布、爆發的火山。人類、動物無休止的活動，當變性的力量主掌了心靈時，會覺得坐立不安、過分好動、易興奮、緊張、煩躁、易怒。如果吃了太多的第二類變性食物，會刺激第三個脈叢結（太陽輪），使人過分積極而變得易怒、不安。

這類食物如：咖啡、濃茶、強烈調味品、可可、巧克力、醬油、可樂、含碳酸的飲料。咖啡含有咖啡因，茶含單寧酸，對體內系統有刺激興奮作用，可能損害微細組織，特別是腦。咖啡、茶及調味品，也會在胃內產生大量胃酸，易引起疾病。變性

食物可酌量食用，才不致於心靈受到過度刺激而變得不安。

第一類悅性食物：有最精細微妙的力量，產生悅性力量。

悅性力量是一種靈性意識、自我醒覺的力量，也是愛、和平、純潔和喜悅力量，因它的約束力最小，對至上意識的約束最輕，使意識得以處於其最原始的永恆的寧靜和喜悅狀態。吃了第一類悅性食物時，最精細的力量，對身體及心靈的影響很大，刺激較高兩個脈叢結（心輪、喉輪）會產生愛、希望、憐憫等心情，身體活力、健康、不易衰老，心情爽快、祥和、喜悅，這類食物如：水果、穀類、蔬菜、豆類、堅果、溫和的香料，適度的綠茶、草藥。為了身體的健康及心靈的平靜，應多吃悅性食物。

註：

(1) 瑜伽上師雪麗阿南達慕斯提吉說：「當性命因缺乏食物及飲水而陷入險境時，則不要太考慮，食物是否適合食用或容器的清潔。」

(2) 在很寒冷地域，第三類食物變成第二類，第二類變成第一類。

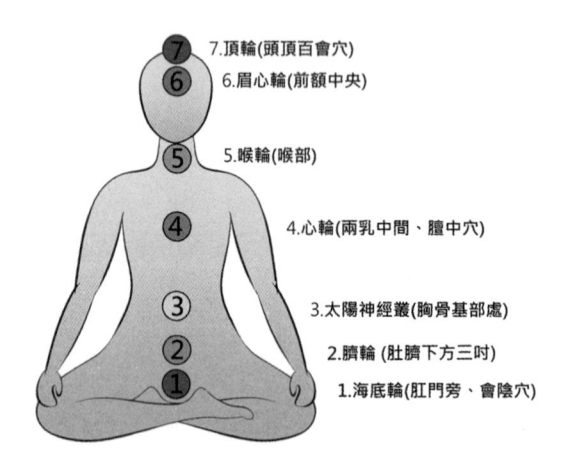

7. 頂輪(頭頂百會穴)
6. 眉心輪(前額中央)
5. 喉輪(喉部)
4. 心輪(兩乳中間、膻中穴)
3. 太陽神經叢(胸骨基部處)
2. 臍輪 (肚臍下方三吋)
1. 海底輪(肛門旁、會陰穴)

脈輪	編號	位置	器官	心靈話語／思考感情
頂輪	⑦	頭頂（百會穴）	松果體、腦上半部	○宇宙 ○靈感、無私、勇氣、價值、信任生命、奉獻、孤獨
眉心輪	⑥	眉心上方的額頭中央	視丘、腦下腺、腦下半部、眼、耳、鼻	○洞察、虔誠 ○真相、智慧、廣納意見、自我評價、對目前環境不感興趣、學習障礙
喉輪	⑤	喉部	嘴、喉嚨、支氣管、甲狀腺	○表達 ○追夢、意志與表達能力、信心與判斷、決策能力、太過關心別人
心輪	④	心（兩乳中間）	心、肺、胸腺、循環系統	○愛、憐憫 ○愛恨、希望、憎惡、信賴、自我中心、對外在想法和影響過度敏感
太陽神經叢	③	胸骨基部處	肝、脾、胃、膽、胰臟	○力氣、力量 ○信任、照顧自己與別人、在意批評、個人尊榮、懷疑、對於現狀不確定、發怒
臍輪	②	肚臍下方三吋	腎臟、腸、腎上腺	○性欲、情思、情感 ○性、權力、控制、創造力、人際關係中的倫理與尊重、恐懼
海底輪	①	脊柱底端，陰竅	生殖系統	○生存本能、安全感 ○原生家庭平安與安全、為自己辯護、基本生活能力、金錢處理原則、絕望、意志消沉

脈輪（chakara）源自古印度梵文，其意為能量的轉輪或能量中心，認為人體是一個發光體，由七個脈輪相互串連發出七彩光（紅、橙、黃、綠、藍、靛、紫），像彩虹般，並和宇宙能量相互流動。每個脈輪都有相應的音階、顏色、器官或腺體、心靈話語、思考感情。

了解食物效用，均衡營養，以維持健康

茲將人體所需食物營養及來源說明如下：

1. 醣類：全穀雜糧、奶類。
2. 脂肪：黃豆、花生、芝麻、葵花子、玉米、油菜、杏仁、青豆等。

    水果類：栗子、椰子。
3. 蛋白質：各類豆類及其製品，花生、芝麻、全麥製品、玉米、核果。
4. 礦物質：各類豆類及其製品，芝麻、綠色葉菜、海帶、各種水果。
5. 胡蘿蔔素及維他命：各種豆類、豆芽、綠色葉菜、各種水果。
6. 菸鹼酸：糙米、全穀製品、各種豆類。

有助於安眠的食物

蛋白質	維他命 B 群
・消除腦部疲勞。 ・過度攝食，會使身體過酸。 豆類，堅果，全穀雜糧（尤其麩皮及胚芽）、蔬菜（玉蜀黍、花椰菜、菜花、蘆筍、菠菜）。	・提升全身細胞機能。 ・維他命 B 是水溶性，過度浸泡或加熱過程中，易流失。煮菜的湯，勿倒掉，營養都在湯裡。 非精製穀類（如糙米）、麥芽、堅果、豆類、青菜。

鎂	鈣
・促進鈣質的吸收。 核果類、葉菜類、棗子、西洋梨……等。	・具有鎮靜作用。 ・有消除疲勞的效果。 牛奶、黃豆、杏仁、芝麻、海帶、菠菜、黃綠色蔬菜。
維生素 B2	維生素 B1
・提升全身細胞機能。 ・有效治療失眠症。 牛奶、納豆、菠菜、麥芽、杏仁、酵母。	・鎮靜作用。 胚芽米、豆類、薯類、海苔、糙米、芝麻、麥芽、堅果。
維生素 B6	維生素 B3（菸鹼酸）
・鎮靜作用。 麥芽、核桃、馬鈴薯、香蕉等、糙米、大豆……等。	・增加睡眠物質，又稱鼓舞士氣的維他命。 ・增長淺眠。 麥芽、葉菜類、大豆、酵母、麥麩、牛奶、杏仁。
維生素 D	維生素 B12
・改善鈣質的代謝。 牛奶、奶油、所有含維生素 B 的物質、麥芽、香蕉、向日葵種子。	・消除壓力、成長、造血。 牛奶、起司、味噌湯、麥芽、黃豆、豆漿、海帶。

過量的糖分會導致失眠

　　過量糖分（甜食）會引起肥胖，也是造成失眠原因之一。攝取過量糖分（人體胰臟所分泌胰島素，會將糖分分解成葡萄糖），會加重胰臟的負擔，進而影響胰島素的分泌機制。如此，部分糖分會隨尿液排出體外，形成糖尿病。吃下過多甜食，會造成能量供應不充分的後果，甚至引起低血糖，一旦體內能量不足，便會分泌如腎上腺興奮性荷爾蒙，導致身體產生各種反應，妨礙睡眠。平常除注意調味料中的砂糖用量，也要特別留意飲料及加工

食品，因其中常含大量的糖分，平時，減少甜食為宜。

過量咖啡因會破壞睡眠規律

咖啡、紅茶、綠茶、可樂內含有大量的咖啡因。咖啡因具有興奮作用，增進思考，每天喝大約1～2杯的咖啡，其中咖啡因含量，足以對大腦產生興奮作用。有人晚餐後，喝1杯咖啡，對睡眠不會造成影響，然而喝太多，卻讓咖啡因的影響，那一夜便睡不著了。咖啡因除了使腦部興奮，也具有利尿，如果睡眠過程中必須數度起床上廁所，就難以入熟睡狀態，不妨藉著減少咖啡因的攝取量，來逐步調整睡眠規律。咖啡與酒相同，飲用切記適當。

香菸是安眠的勁敵

香菸中含有尼古丁，是一種興奮劑，對健康及睡眠，皆是有害無益。研究報告指出，抽菸者從上床到睡著時間是非抽菸者的兩倍，尤其是睡前抽菸，更加妨礙到睡眠，如果有抽菸習慣，又感覺自己不易入睡，原因可能在抽菸，最好戒菸，通常在兩周後，就可以恢復正常睡眠。

三餐的比例最好是：「早三、中二、晚一」，晚餐若對胃部造成過大負擔，將會妨礙睡眠

由於工商社會來臨，24小時營業店家比比皆是，現代上班族，往往早餐沒吃，中餐隨便吃，晚餐大吃大喝，有些人可能回家後，已深夜，才吃宵夜。像這種不健康的飲食生活，還是趁早改變為佳，若遵守「早三、中二、晚一」的飲食比例，早餐和午餐充分攝取富有營養食物，足夠應付一天工作的消耗；晚餐則清淡少量，以減輕腸胃負擔，如此才會安適入眠。也可以用「飽足感」來衡量，早上要吃得好「八分飽」、中午「七分飽」，晚餐

「五分飽」，不吃宵夜，若是吃了宵夜就睡，一則影響睡眠品質，二則所有消化酶分泌液減低，消化速度減慢，結果第二天早上沒有吃早餐的欲望。

2. 攝食的方法

早餐決定睡眠品質

早晨起床後，先要喝一杯溫水300～500cc，滋潤身體，補充晚上睡眠流失的水分，早晨起床後的一杯水，可以稀釋黏度上升的血液，使血液循環更加順暢，很快清除消化系統的殘餘。然後吃早餐，早餐請以容易消化吸收的食物。「碳水化合物」為主食，搭配蔬菜、芝麻、花生、海藻、水果等，因為「碳水化合物」可以使體溫上升，大腦及身體清醒過來，「纖維膳食」促進腸胃功能，「維生素」可促進身體代謝，「蛋白質」消除頭腦疲勞。

早餐是一天的開始，如果能夠在早晨，吃頓豐盛的早餐，不但可趕走睡意，而且可以刺激腦部活動，同時也影響一天的情緒和精神。

晨起時作「瑜伽」，以防止便秘

便秘與消化不良是大部分疾病的起因，如想保持消化系統的清潔，每天早上起床前可作下面的瑜伽運動：躺在床上，吸氣並彎曲雙腿，將雙膝緊壓胸部，用力，保持這個姿勢，停止呼吸8秒鐘，然後吐氣，將雙腿用力猛踢回床上。然後起床，可喝一杯溫開水，如果能在水中加些檸檬汁及鹽或蜂蜜，對健康有很大幫助，能刺激器官蠕動，大便很快就通暢，保持身體的清潔。

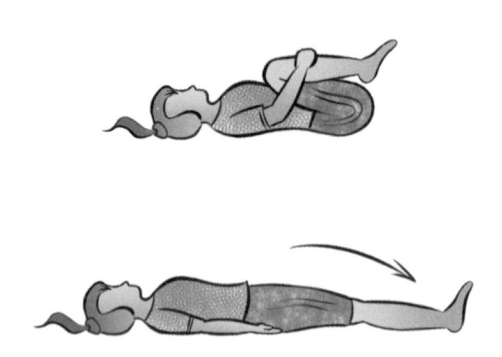

睡前3小時不再進食

為了提高睡眠品質,請注意晚餐時間,在睡前3小時完成。吃過晚餐之後,幾個小時後就要睡覺,身體運作都停頓下來,如果晚餐吃得太多,又吃飽就睡,身體會覺得不舒服也無法充分休息,所以要特別注意晚餐的時間及份數,晚餐宜提早、減量,這樣晚上就可以不用吃安眠藥,也不會做惡夢,身體也可以獲得充分休息。如無法在睡前3小時進食或睡前餓了,可吃輕食或流質食物。

在平靜及愉快的心情下進食

現代人常常匆忙用餐,或一邊看手機或電視一邊吃,有時一邊工作,一邊用餐,這些都會形成消化不良及肥胖的原因。若在怒氣或不安狀態下進食,胃腸無法發揮功能,而這未消化食物還會在體內產生有害的酸及毒素,此時什麼都不吃,可能還更好些,可以嘗試在一個祥和、寧靜愉悅的環境下進食,對消化是很有幫助。在瑜伽屋,吃飯前,先閉上眼睛,在安靜中靜坐一會

兒，想著這即將享用的食物，是至上意識的本質，提升我們的心智，使我們的身心平靜下來，如此吃的食物，可以充分吸收並順利有效消化。請盡量與別人在歡悅、充滿愛的氣氛下進食，歡樂可幫助消化。

充分地咀嚼食物

一個人的消化工作，是從嘴開始，口中的唾液必須與食物完全混合在一起，再轉送到胃。唾液是高度鹼性，尤其是澱粉類食物，如米、麵條、與食物混合後促進消化活動，也可中和食物的酸性，減少過多的酸對身體所產生的影響。用心地咀嚼食物，慢慢地吞入喉嚨，否則這些未消化食物，會留在消化道中變成有毒的物質，畢竟，胃是沒有牙齒的，所以先在嘴裡，把食物嚼碎！

避免在兩餐之間進食

大約需要4小時時間，才能使食物離開胃，而使消化液再存積下來，準備消化下一餐。如果你整天一直讓胃塞滿食物，消化液就一直沒有機會發揮它們的全力，這樣薄弱的消化液就不能充分消化食物，所以最好肚子餓的時候才吃，在兩餐之間不吃任何東西。如有空腹感，可以藉由喝水，或食用少量低卡路里蘇打餅或水果來度過。

盡量在飯後休息

飯後不宜從事任何吃力的身體或心智方面的活動，因為此時消化器官，需要生命力及血液，如果讓肌肉上作大量勞力工作，或集中腦部在思想上，血液就會到手、腳、頭，做為運動用，消化系統如：肝、脾、胃便會欠缺血，吃到胃裡的食物像擺在外面，過一會兒就臭酸了，因消化器官的循環都沒有了，也就是為什麼飲食後1小時內不宜從事任何吃力的身體或心智活動。

忌吃太熱或太冷的食物

太熱的食物會干擾體內的能量，擾亂心智，吃前可先讓食物稍為冷卻一下；太冷的食物及飲料會使腸胃收縮而消化困難，如果在睡前吃冰涼食物，更會妨礙睡眠。

柒　端正姿勢，可清理負面能量

　　脊椎排列不正，會影響神經系統的活動，因為人體腦部及所有器官腺體的神經，都是由脊椎延展分支出來。現代人的身體幾乎是歪斜的，一旦歪斜，腦就不能正常地進行神經傳遞功能，各器官功能衰弱，出現各種重大疾病。背骨歪斜、血液量減少，無法製造正常的白血球，長年歪斜，易導致肌肉歪斜，壓迫內臟。

　　現代人幾乎每個人都在用手機，大多數的人都是低頭看手機，2014年美國的神經外科醫師Kenneth Hansraj研究發現，在標準的站姿時，頭部壓在頸椎上的重量大約是5公斤。當我們低頭開始滑手機，當頭越低，頸椎的負擔就越重！例：如果低頭15度去看手機螢幕，頸椎就必須支撐12公斤的重量，相當於正常姿勢負重的2.4倍；如果低頭到30度去看手機，頸部所要支撐的重量就會高達18公斤；如果低頭到45度去看手機，頸部所要支撐的重量就會高達23公斤，如果低頭到60度去看手機，頸部所要支撐的重量就會高達27公斤，是正常頸椎承重的5倍多。

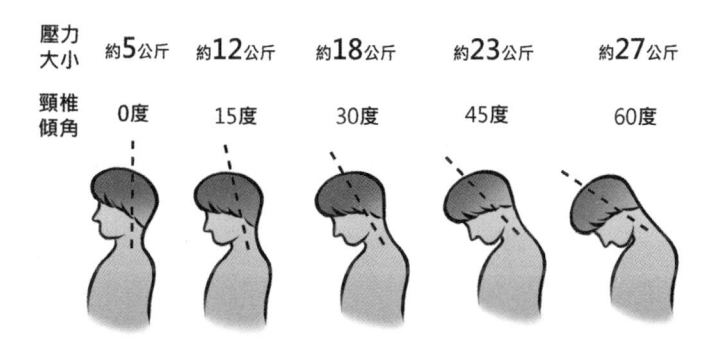

壓力大小	約5公斤	約12公斤	約18公斤	約23公斤	約27公斤
頸椎傾角	0度	15度	30度	45度	60度

長時間低頭滑手機，除造成駝背，也會導致頸椎出現各種退化性疾病，例：長骨刺、椎間盤突出、神經壓迫⋯⋯，錯誤姿勢所造成的後遺症，除了頸椎長骨刺以外，還包括了慢性疼痛、下背痛、頸因性頭痛、壓力症候群，影響身體呼吸和荷爾蒙的平衡，降低心肺功能退化。

　　看手機原則就是讓「脊椎維持直立」、「手肘勿懸空」狀態，手肘彎曲90度貼合身體，避免抬起手臂造成肩膀壓力，謹記「脊椎直立」、「手肘勿懸空」、「眼睛平視手機」3大點，並避免在床上滑手機。

一、正當的習慣、姿勢與坐姿

　　使用手機講話，避免低頭，「脊椎直立」、「手肘彎曲90度貼合身體」、「眼睛平視手機」，也可使用手機架或有線耳機及麥克風，讓眼睛可以平視手機，保持脊椎挺直。

　　避免長時間久坐，更須注意坐姿是否端正？是否駝背？隨時起身動一動，伸展活動肢體喔！在辦公室裡每小時要做一下胸部、肩膀、頸部的伸展操，站起來走一走，喝一杯溫水及補充水分，以利血液循環。

　　不長時間穿高跟鞋走路，提醒愛穿高跟鞋的小姐女士，可以在辦公室準備一雙平底鞋，輪流交換穿，讓雙腳休息，可以兼顧美麗和健康喔！

・經常換肩背側背包，或使用雙肩帶的背包。
・時常讓背骨後仰，維持平衡，並避免採取雙腳交疊的坐姿，以防背骨固定方向歪斜。

- 使用一個適合自己頸椎彎曲度的枕頭，枕頭太低或太高，最好盡量換掉。
- 使用一個正確的靠墊，預防腰酸背痛（如下圖）。

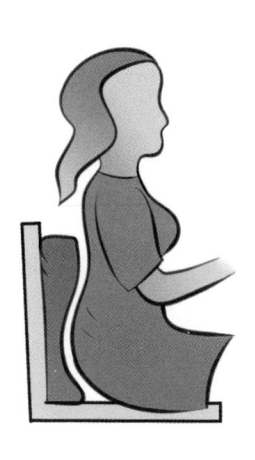

- 不扭曲身體看螢幕，若是一邊斜斜看螢幕，一邊吃飯，會造成身體扭曲。
- 用兩邊的牙齒咀嚼，若是只用一邊牙齒咀嚼，頸部的骨骼和頭蓋頭容易歪斜，造成頭痛和腰痛的原因之一
- 緊繃衣服或內衣，也會造成身體扭曲，緊裹著腰及腿的牛仔褲，緊身吊襪，限制手腳活動，關節容易硬化，血液循環不良，易傷害到內臟。

端正駝背

　　身體立正靠牆，雙腿併攏，收腹挺胸，下巴微收，雙肩平展張開，身體後部、肩膀、臀部要貼在牆面上，同時腰盡量向後貼。從側面看上去，耳垂、肩部、髖部、膝、腳掌中心基本處於一條垂直線。

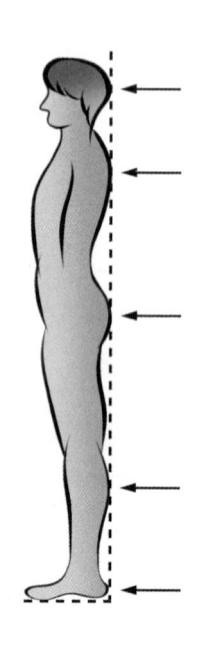

利用脊椎矯正等技術，可以矯正身體的歪斜，選擇一位合格專業的脊椎矯正師，是很重要的，如果沒有，可請醫師推薦一位適當人選。脊椎矯正法（hiropractic）是在1895年，美國巴摩爾醫生（Dr. Daniel David Palmer）用手將朋友背部隆起處推入背部，使得朋友聽不到聲音的耳朵，突然能聽到聲音，於此為契機，開始研究進行調整脊椎的療法，至今已有60多個國家認可此療法。

二、預防身體歪斜的四個必要條件

留意身體的支柱——脊椎，是很重要的，姿勢、呼吸、食物、心理這四個必要條件，促使身心產生活力，缺一就會損及健

康,這四個條件是相互關連。

「呼吸」能促進脊椎的活動,「食物」的均衡營養,使脊椎保持平衡,若是營養失衡時,會引起脊椎歪斜,「心理」會引起對食欲和姿勢的影響,如果不注意「姿勢」,身體也易歪斜。

學會知道什麼時候,該照顧自己的需要,什麼時候可以無私地伸出援手。

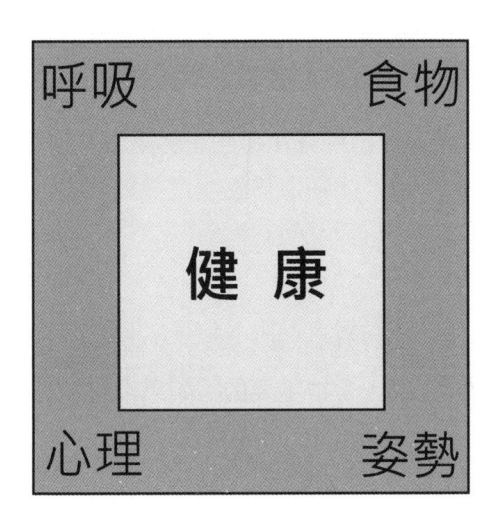

```
┌─────────────────────────┐
│ 呼吸              食物  │
│       ┌─────────┐      │
│       │  健 康  │      │
│       └─────────┘      │
│ 心理              姿勢  │
└─────────────────────────┘
```

當你彎腰駝背和別人相處時,你多半是在耗散自己的能量,可能介入別人的空間。如果你的背往後靠,那多半是因別人加在你身上的能量,那能量可能是很強大,使得你必須迴避別人的能量。

當你坐直或站直,並且挺直肩膀時,你就處在你力量的核心深處,因為這可以讓你掌握四周的能量而處於平衡與集中的姿

勢。同時，你的雙腳平貼地板，配合韻律的呼吸，讓你的身心更加自在。

當你跟某些人相處時，仔細地看看你身體的模樣，你是把頭低下來呢，還是抬頭挺胸？身體是前傾或後仰？是彎腰駝背或挺直腰桿了？你可以從你的身體，讀出你與人們的應對態度。

不妨看看別人是如何影響你的情緒——覺得疲累、低沉、焦慮、憤怒，或愉快、活力充沛，注意這些差別，學著透過與別人互動，而更活力飽滿，而不是讓人把你弄得精疲力盡，攫取你的能量。

如果你注意到自己置身在那些想耗竭你、利用你、輕視你，對你索求無度的情境，如何清掃乾淨這些負面的能量呢？

首先，坐直並以自己的身體為中心，不彎腰駝背也不向後斜仰，當你跟想要挖空你能量的人相處，學著把你的感覺說出來，即便只能把這些話對自己說。你可以將你的感覺付諸於語言文字，把想說的話寫下來或錄音、錄影下來，這不是要你對人生氣、發脾氣，而是要將別人的能量驅逐出境，把別人寄生在你空間內的能量打掃乾淨，這也是自我清除與療癒的過程。

三、旋轉運動

姿勢不良的原因，如老是把重心放在同一腳上，駝著背做事情，駝背面向桌子，老是以慣用手拿東西，側身跪坐，從不運動等。不良的姿勢，會對身體造成負擔，不知不覺中累積疲倦，身體疲倦、疼痛，神經系統平衡就會崩潰，跟著引發免疫系統、內分泌系統不順暢。請好好利用「旋轉運動」來放鬆筋肉、消除疲勞。若在辦公室工作時，可以每1小時做一下旋轉運動，並且

補充水分,適時休息。

旋轉運動的目的

不光是運動,而是端正姿勢,旋轉的軸心為脊椎,運動中時時留意脊骨,站立時重心平均放在兩腳,不盤腿或不翹腳,背部不彎曲在做旋轉運動之前,最好先讓身體伸展一下暖身,再開始運動,運動時,保持愉快心情,有助於消除壓力。

脊椎旋轉運動

1. 站直身體,一手向前平伸,另一手彎曲手肘向後方拉扯。
2. 頭部不動,兩手交換動作,只轉動肩膀即可。如此亦可伸展背部肌肉。如下圖。

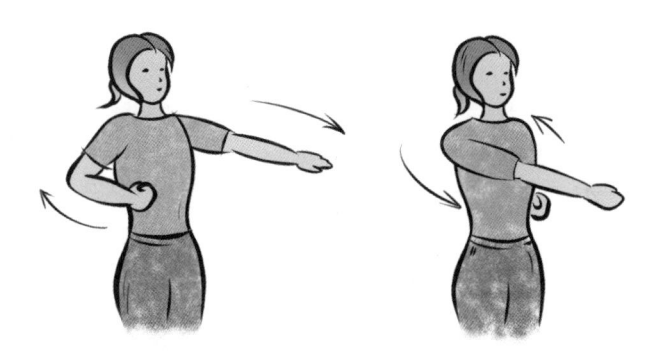

肌肉旋轉運動

肌肉酸痛的原因,如:長時間以同樣姿勢做事,工作耗損眼力、睡眠不足、壓力累積、運動不足、運動過量、肌肉疲勞而造成脖子和肩膀酸痛,也會跟著疲倦,進而影響免疫力。

轉動脖子

　　脖子是最容易疲倦的部分，轉動脖子之後，感覺就會大不相同。頭部從右到左，再慢慢地配合吸氣從左到右，吐氣慢慢地拉開頭部及脖子的筋肉，勿太急，避免受傷，再吸氣從右到左，吐氣慢慢地拉開頭部及脖子的筋肉，反覆練習五次。

轉動腳踝

　　站立著轉動一腳的腳踝，再另一腳。兩手的手腕也別忘了順便轉動放鬆。

捌　身心舒眠的基礎

　　古時候我們的活動，是以太陽的升降來決定，白天從事勞務工作，直到天黑，然後回家休息；然而現代生活，是以時鐘來決定，天黑了，把電燈打開繼續工作，生活脫離自然節奏的平衡點，睡眠障礙和許多疾病的發生，是因我們不再契合大自然，缺乏自省。

　　睡眠原本是自然存在的意識狀態，日復一日，年復一年，只要你反求自省，碰觸內在運行的自然力，身心舒眠，自然會提升你到一個更高、更圓滿的人生。

一、活用安眠物品

　　有些安眠物品，可誘導睡眠，也可以消除疲勞及壓力，根據調查顯示，墊子、眼罩、平衡脊椎伸展架，布偶等與觸覺有關「睡眠小物件」都很有效。

輔助安眠器具

1. 足部休息枕

　　躺下來將雙腳墊高，舒緩雙腳的疲勞，促進血液循環，使全身感到舒暢。

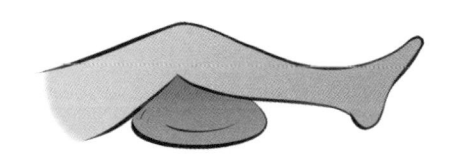

2. 眼罩

若在光線較強處，可遮蔽光線，也可使用（放在冰箱冷卻後）冰涼的眼罩助於改善眼睛的疲勞。

3. 平衡脊椎伸展架

脊椎主宰中樞神經、主導養分、氧氣、肌肉、韌帶。背部脊椎伸展得宜，預防疾病，保健養生，睡前平躺伸展，讓你熟睡到天亮，起床後伸展，激發一天的活力。

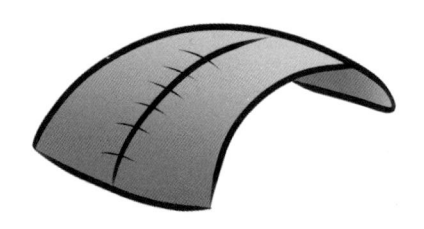

二、睡不著不用急，採取「不在意」態度

「清醒與睡眠」節奏，就像「晝夜節奏」一樣，是自然的過程，「設法」入睡，只會加重失眠，因為你越努力嘗試，思緒更多，越不容易睡不著，你就越沮喪，越陷入惡性循環。當在工作中犯下錯誤，或者人際關係出現問題、心情沮喪、焦慮不安、思緒紛亂，無法靜下來休息，這是表示療傷的過程正在進行，若能想辦法解決煩惱，失眠便可獲得某種程度改善。

然而有些人不能「接受」失眠這項事實，心裡急著想要入睡，看著時鐘一分一秒過去，而自己卻毫無睡意，最後還是失眠

睡不著，怎麼辦？

了。所以，上床之後，只要舒適休息，採取「不在意」態度，心裡不用急著，想著非睡著不可，暫時將注意力放在其他放鬆事情，例如做伸展操、聆聽音樂、清理房間，或躺在床上閉起眼睛，隨著一吸一吐的呼吸，將思緒放空，不去在乎清醒或睡著。

三、專注於有興趣的活動、工作及生命目的

充實生活是安眠必備條件，睡眠可以是反映出個人生活態度的一面鏡子，若是糊糊塗塗過日子，覺得生命沒有希望、沒有意義，或在工作、人際關係及人生方向有障礙，通常睡眠也不甚理想。然而有些人卻相反，過度激烈運動、過度工作、不斷加班、不肯休息，造成睡眠不足的惡性循環，或者是白天疲倦不堪，半夜頭腦清醒。睡眠障礙是潛在不平衡的表現，如果你想要找出不平衡的根本原因，可以去發現是否缺乏安全感？缺乏歸屬感？缺乏愛？缺乏成就？缺乏人生的方向？缺乏運動？存在的目的是什麼？什麼事會讓我高興？我如何在工作中找到意義與樂趣？我的人生方向是什麼？我的生命目的是什麼？

人生有1/3的時間在睡覺，2/3時間在活動，不管正面或負面，選擇你所喜歡的、良善的事，放掉你所不喜歡的、惡性循環的事，有時會覺得自己好像是環境的犧牲者，而事實上，你可以選擇掌握主控權，這一步就存在於你一念之間。如果你依賴外物，如人、事、環境、情境來確認自己，告訴你自己是誰，對過去懷有罪惡感和悔恨，對現在感到迷惑，對未來感到恐懼及焦慮，慢慢地將喪失自我，進入苦難之源。為了回歸自我，選擇當個「自省」而不是「他省」個體，扮演自我本性，世界上沒有比你自己更親密的人，從習於外在複雜之事，轉向自省之路，從自我

耽溺，開始做一點小小調整，把注意力放在自省及生命目的。

當你知道有個滿足、圓滿的生活願景，你的身心及睡眠，會更加和諧而健康。生活像個宇宙，休息與工作是同等重視，當達到平衡原則，恢復自省我們的本性及身心系統，與整個大自然和諧同步，探觸到自我，帶領我們到更高層次的自我滿足，欣賞生活、享受生活，你會發現睡眠是最簡單自然的事。

四、善用「每周睡眠日誌」及「每周睡眠品質檢查表」

「每周睡眠日誌」，睡眠問題的解決之道，在於使白天活動，令人生氣盎然和滿足，醒來的時候，要全然清醒，而睡眠時，能睡得熟且睡得足，在學會體驗完全清醒，充滿活力與朝氣之後，自然有舒適的睡眠。一旦平衡了日常生活，生活中的喜悅，也隨之而來。如果在每天早晨，檢查前一天身心準備工作，善用「每周睡眠品質檢查表」，觀察及反省，願意做一些小小的自我調整，直到你解決睡眠的困擾為止。

使用「每周睡眠日誌」與「每周睡眠品質檢查表」來協助自己，請保持輕鬆的態度，有時忘記了或沒做到都沒關係，重點在於看見自己的狀態及反省，不用把它變成另一個壓力來源。

每周睡眠日誌

姓名：

睡眠型態　　　　　　　記下：○睡著了　△沒睡著

周期＼日期	周日	周一	周二	周三	周四	周五	周六
6點							
7點							
8點							
9點							
10點							
11點							
12點							
13點							
14點							
15點							
16點							
17點							
18點							
19點							
20點							
21點							
22點							
23點							
24點							
1點							
2點							
3點							
4點							
5點							
白天活動感受							
晚上活動感受							
觀察、反省、結論							

每周睡眠品質檢查表

每天早晨，檢查前一天的身心準備工作。

姓名：

日期（以前夜為準）	周日	周一	周二	周三	周四	周五	周六
10點前上床，如果晚於10點，請記下時間							
6到7點前起床，如較晚起床，記下時間							
總共睡了幾個小時？							
準備入睡後，幾分鐘睡著了？							
夜裡醒來幾次？							
昨晚睡足了嗎？	是/否	是/否	是/否	是/否	是/否	是/否	是/否
今天醒來精神狀況（由1到10：1為想睡、累。10為充滿活力）							
晚餐提早、減量？	是/否	是/否	是/否	是/否	是/否	是/否	是/否
避免咖啡因、酒、菸，如有註明時間用量	是/否	是/否	是/否	是/否	是/否	是/否	是/否
睡前避免服用安眠藥，如有註明時間用量	是/否	是/否	是/否	是/否	是/否	是/否	是/否
你做了減壓活動嗎？	是/否	是/否	是/否	是/否	是/否	是/否	是/否
睡前做放鬆操（活動）？	是/否	是/否	是/否	是/否	是/否	是/否	是/否
採取不在乎態度，頭腦清空至少20分	是/否	是/否	是/否	是/否	是/否	是/否	是/否
臥室寧靜黑暗涼爽	是/否	是/否	是/否	是/否	是/否	是/否	是/否
臥室受到電磁場干擾？	是/否	是/否	是/否	是/否	是/否	是/否	是/否
昨天飲食均衡嗎？	是/否	是/否	是/否	是/否	是/否	是/否	是/否
昨天有沒有運動？	是/否	是/否	是/否	是/否	是/否	是/否	是/否
觀察、反省、結論							

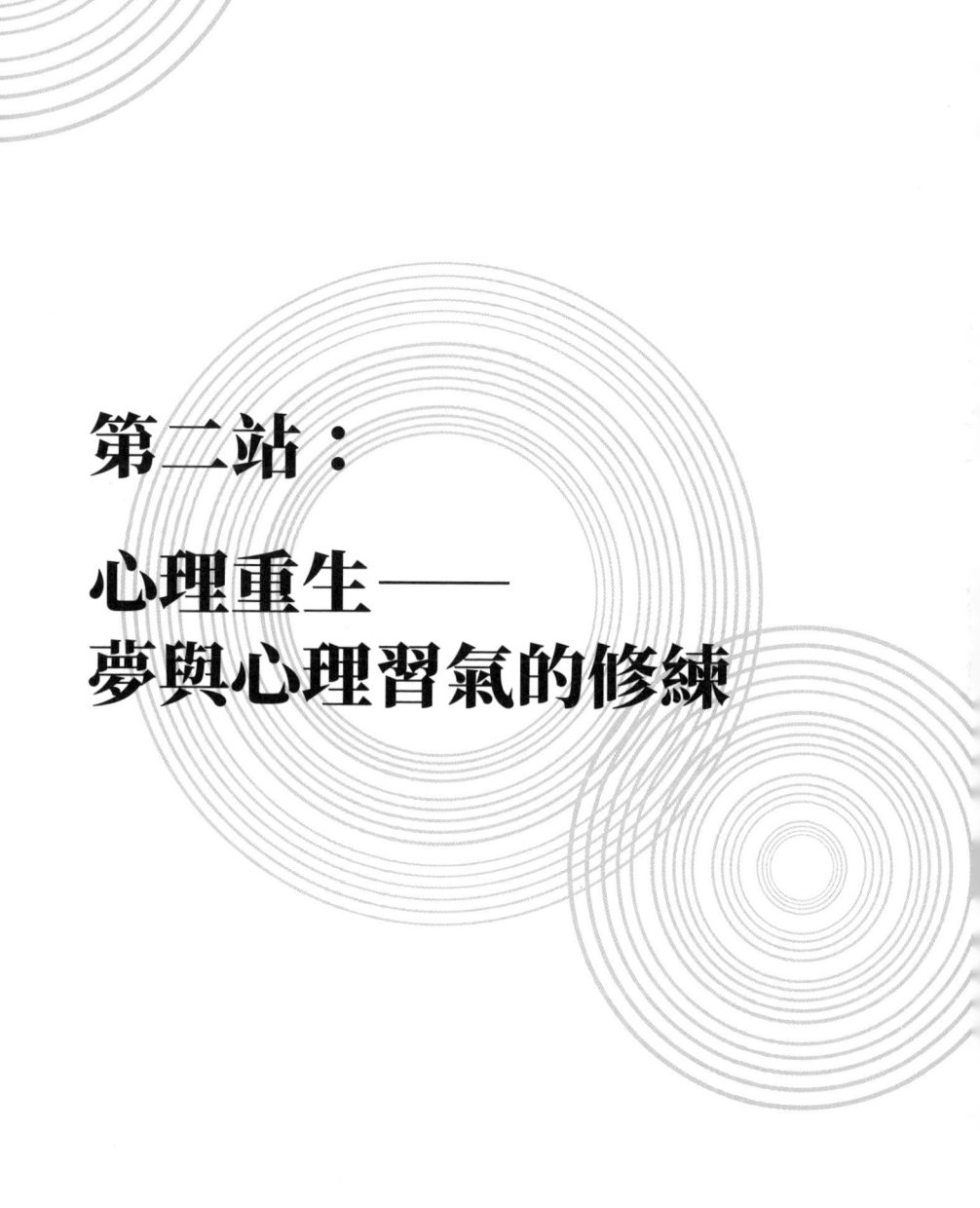

第二站：
心理重生──
夢與心理習氣的修練

我將夢分為三種類型：一般的夢、清明夢與明光夢。

這樣分類並非完全準確，然可以依照這樣次序作為修練夢的方向。一般的夢是依個人心理習氣及情緒產生，受到心理習氣左右，例如：恐懼、不安、貪欲、憤怒、愚迷、憍誑、嫉妒、仇恨、傷害、懷疑、擔心、失望⋯⋯。

夢的意義通常是自己心理習氣及情緒的投射，是作夢者所賦予，不是夢本來具有的，在白天生活所累積的情緒及感受，沉入潛意識在夢中顯現出來，例如：生活中找不到工作感到不安，晚上就夢到找不到路，感到不安⋯⋯等，類似感覺或類似情境。

人生的意義，就如同夢，取決於個人心理習氣的詮釋，每個人對人生的意義及詮釋都不同，所以夢的意義也不一樣。

壹　一般的夢

2023年9月7日周四清晨，我做了一個夢：

夢中左邊共有10位老師（我也在其中）在做氣的連結，事後我到右邊吃飯，後面有人把我眼睛及嘴巴綁住。

第1瞬間，我嘗試掙脫，綁得很緊，動不了，感覺到驚嚇！

第2瞬間，我意識到這是一場夢，是幻化的。

夢境被綁住眼睛及嘴巴，身體不能動的感覺消失了。

第3瞬間，我重新反省內心的心理習氣──心有受到外在不安環境輕微動搖：

感受到自己氣場受到影響！

醒來後，我記錄生活與夢的日記，回顧夢境及昨天活動感

受，解夢及覺察反思如下：

　　眼睛象徵看的能力。

　　嘴巴象徵表達。

　　我需要再釋放更多阻礙自己，看到真相及表達真相的印記，提醒自己安住在光及不動心。

夢境是個人的投射，有時也是集體意識的映射。

　　在此夢中感受是驚嚇的感覺，我對驚嚇感覺，做自由聯想及生活連結：

「個人經驗」自由聯想及生活連結：

　　小時候5歲睡覺時，住在鄉村，牆壁有隻壁虎掉到我身上，從睡夢中突然感到有東西掉到我的頭部，我感到驚嚇醒過來！

　　我重新去接納5歲驚嚇的內在小孩，擁抱5歲驚嚇的內在小孩，與5歲驚嚇的內在小孩一起療癒，允許5歲驚嚇的內在小孩與自己整合成一體。

「集體意識」自由聯想及生活連結：

　　新聞媒體不斷報導世界動盪、衝突、戰爭、極端氣候。

　　我「提醒」自己：不住外相，心不動搖，安住內心，覺察驚嚇感覺，做了完整驚嚇記憶釋放，感到安心、放心、平靜。

一、夢的效用及原理

　　夢是個高度主觀的現象，不同歷史階段，不同社會和不同個案的解釋，差異性很大，再加上夢的研究包羅萬象，所以大多數的人，對夢的經驗是破碎、混亂的。

究竟什麼是夢？夢有什麼意義？為什麼作夢？夢有預知能力嗎？跟日常生活有關聯嗎？對「夢」的了解、涵義及研究，已變得深奧難知，然而你只要按照本書的描述，並且練習記錄夢境，你會輕易發現，原來自己是最佳的解夢老師，而你也不再被夢所苦，成為夢的主人。

1. 為什麼會作夢？

　　對於「夢的實驗室研究」，一直到1953年，發現「快速眼動睡眠」（REM）及後來把REM睡眠與作夢相連，才真正順利展開。

夢是怎麼回事？

　　依照史丹佛大學睡眠研究學者威廉·迪蒙（Dr. William C. Dement）的說法，大腦在眼球快速運動期是很忙碌的，作夢中的大腦做的事比清醒時多，清醒時，大腦只需對既存外界做出回應，然後會有適當的生理反應，這些反應可以用動作、說話或思考方式來表現，然而作夢中的大腦，還得創造一個內在事實。

　　在一項探討有關什麼時候作夢的實驗中，於深眠時間清醒的人，大多回答他們並未作夢，而在淺眠時間清醒的人，有80％回答確實作了夢。

　　作夢的次數與每晚的淺眠次數有關，一般正常人每晚淺眠的次數是4～5次。如果記得的話，一晚會作4～5次的夢。

　　現代人大都很晚睡或睡不足，通常表示幾乎不曾作夢，或很少作夢，這並不表示沒有作夢，對於這些很少作夢或記不得夢的人，如果趁他們正處於淺眠時，將其搖醒，然後立即詢問作夢內容，即可發現絕大部分的人，都可清楚描述夢的內容。從這項實驗中，可以發現一個事實，那就是不會作夢的人，並不表示他

真的是「不會作夢」,而是他「記不得自己曾經作夢」。

作夢的時間多長,須觀察淺眠時間的長短,便可知其答案,淺眠時間的長短,會隨年紀變化,然而依據年輕人淺眠所耗去的平均時間,大約全部睡眠時間的四分之一,例如:睡眠時間8小時,那麼一個晚上大約有2小時是作夢時間(8小時×1/4＝2小時)。

2. 夢有哪些效用?

許多專家及研究者認為,作夢對人體會產生許多效用,作夢的效用,大致分為以下四項來討論:

(1)精神動力說

(2)自體調節說

(3)整理記憶與學習過程說

(4)回復說

(1)精神動力說

哈佛大學對貓兒睡眠的研究顯示,眼球快速運動期間,會有陣發性腦波。這種「陣發性腦波」瀰漫了整個神經傳導路線,研究者假定一樣的陣發性腦波,也存在於人類,而推論人類睡眠中大腦的任務,就是處理這些陣發性的感覺資訊,所以大腦盡其所能創造一個故事來串聯一切,很自然把作夢者的恐懼、欲望找出來。其實這是佛洛依德思想的延續,其觀點在於「在現實中未能滿足的欲求,經由作夢可以獲得部分的滿足」。也有些學者認為,作夢具有解放自我本能衝動的效果。

為了證明此說法,以貓來進行實驗,將正在進行淺眠的貓搖醒,讓牠的夢境中途打斷,結果發現清醒後的貓,不論是食欲或性欲,都比平常高。

(2)自體調節說

在睡眠過程中，人體會暫時失去感覺，大腦皮質活動也會降低，藉此腦部可以獲得充分休息，如果這種大腦完全休息的狀態，持續太久，便會產生危險。所以，淺眠存在的目的，就是在適當時機，讓腦部回復一定程度的興奮狀態，以免發生危險。

睡眠節奏＝淺眠節奏＋深眠節奏為1周期，在睡眠中重複4～6回，最後在淺眠時間帶內逐漸清醒（通常在清醒前，也會作夢）。所以夢是消除疲勞及解放壓力不可缺少的要素。

(3)整理記憶與學習過程說

有一派人士主張「整理記憶與學習過程說」，這種論點主張，「淺眠可將清醒時大腦所收集的資訊加以整理，將不必要的資訊加以剔除，以便為隔天的記憶做好準備」，如同一部電腦，電腦裡的記憶裝置，是為了貯存資料，一旦資料容量太多，那麼貯存上就會出現錯亂，而且無法再進行貯存的動作。所以大腦也是一樣，若將每天所吸取的經驗，全部貯存在腦部，很可能因資料量過大而讓腦部產生混亂，所以可以斷定「作夢是為了遺忘」，將不必要的資料予以剔除，防止腦部接收過多資訊。為了工作或學業，熬夜或徹夜未眠，實為不智之舉，該好好睡個覺，讓腦部的資訊，獲得整理機會。

(4)回復說

淺眠時，除了大腦進行記憶的整合，尚可消除人體的疲勞，適時解放累積的壓力，另淺眠也可增強集中力及適應力的效果，若是睡眠不足，在白天時可午睡或假寐一下，也可以達到消除疲勞效果。綜而以上的說法，夢可以恢復腦部的元氣，也是心靈的能源。

3. 夢的原理是什麼？

馬來西亞本土有個塞諾伊族（Senoi），在第二次世界大戰期間遭到日軍大肆屠殺，是目前殘存的種族。在塞諾伊族，夢扮演極重要的分量，他們傳授並學習如何達成夢的自覺和控制，以便能直接在無意識層次上，處理日常生活危險的潛在衝突。夢境詮釋是兒童教育的主題，也是成人之間的常識，更是日常生活交談的重點。塞諾伊人的夢控制（dream control）技術及夢的理論十分出名，可參考以下「夢之原則」。

原則一：夢沒有好壞，也不會出錯，唯一出錯，就是迴避夢。

例如：夢到從高處墜落、在空中飛行、在公開場合沒有穿衣服等，幾乎每個人都做過某些類似的夢，這些共同的夢境，來自人類史前根本的經驗與焦慮，而夢本身並沒有好壞，不必迴避。夢到從高處墜落，這是常見的夢境，心理學家猜測夢到高處墜落，是深植於幼年學走路的經驗，童年的經驗已深深烙印在腦海中，在成長後經歷強烈焦慮時會再浮現。有些社會學家推測，害怕從高處墜落的焦慮，最終可能源自我們史前祖先害怕從樹上墜落，所遺傳下來的反射動作。

原則二：夢到被追殺時，要返身打回去，將對方擊倒為止。

如果夢到自己被打死，就要重回夢境，讓自己就地重生。

原則三：在夢中傷到某人，要送對方禮物。

夢到殺人行為不一定是負面涵義，當我們成長改變時，常感到我們「去除」生活中老舊的部分。夢到殺人，可能意指作夢者謀殺了對生活的動機與熱誠。如果夢到自己被殺，可能意指人生障礙須去除或發生了重大轉變。

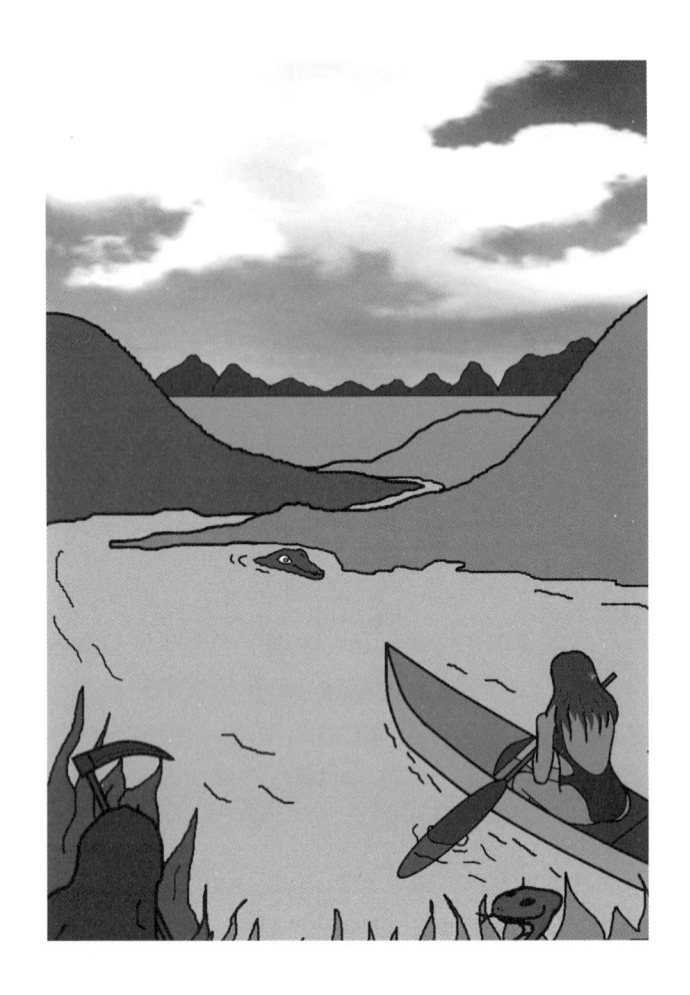

在夢中傷到某人，可以重回夢境，送對方禮物，如果在真實生活中，允許並且能夠向某人（夢中人），表達夢境的內容，就跟他（她）說聲道歉！

　　原則二及原則三，意謂著「不平衡」，需要放鬆，重新學習及調整回復均衡。

二、解夢

夢與現實經歷是完全不相認識的兩個世界，卻被緊密地連接起來，夢與意識狀態，通常是分離的。

白天：「感覺」→「意念」

夢境：「意念」→「感覺」

夢境感覺是夢境主要的語言，夢境是由現實生活產生的意念衍生而來的感覺，而產生的夢境的意念，多半不為意識狀態所知曉，「夢」的每一部分，都是自己的一部分，反映自己生活的一部分。世間如此多的事，以及所經歷的事物，都像照相機的底片拍下來存檔，尤其是微細的起心動念及感覺，不斷地沉入潛意識裡，待因緣成熟時，就如同熟透的水果，風一吹，就從樹上落下，可練習「夢境感覺紀錄」。

練習：夢境感覺紀錄──收集夢境感覺

日期 \ 醒來感覺或夢境感覺	+10	+9	+8	+7	+6	+5	+4	+3	+2	+1	0	-1	-2	-3	-4	-5	-6	-7	-8	-9	-10
1																					
2																					
3																					
4																					
5																					
6																					
7																					
8																					
9																					
10																					
11																					
12																					
13																					
14																					
15																					
16																					
17																					
18																					
19																					
20																					
21																					
分數	+10	+9	+8	+7	+6	+5	+4	+3	+2	+1	0	-1	-2	-3	-4	-5	-6	-7	-8	-9	-10
	喜悅、愛、平靜、驚奇、開悟												失落、害怕、貪心、懷疑、挫敗									

如何探索夢中象徵的各種可能解釋？

夢是經過篩檢，情節也是化裝變造，通常以象徵、比喻、充滿意象的語言來表達，有時候夢會將夢時的心理，以誇張比喻方式呈現，例如：夢到身體狀況，可能代表個人的健康狀況，因自我的認同與身體密不可分，所以身體也是自我的一般象徵。然而這些可能的解釋，並非確切唯一不二的解釋，尚須考量到夢境中的感覺、氣氛、人物與其他場景等。

有些夢的意義，當事人看似一目了然，例如：夢到日常活動與經驗片斷。有時夢相當模糊、片斷、破碎就不需理會它。人的一生，發生在身上的任何事，不論大小都會被記錄保存在潛意識的記憶庫，等待機會再重新被發掘出來，這些儲存在潛意識的記憶，通常不會乖乖地躺在那兒，會依據不同因緣狀況，以不同管道冒出來，加入在思想、語言、行為的流域中，包括白天精神活動及晚上夢幻之旅。

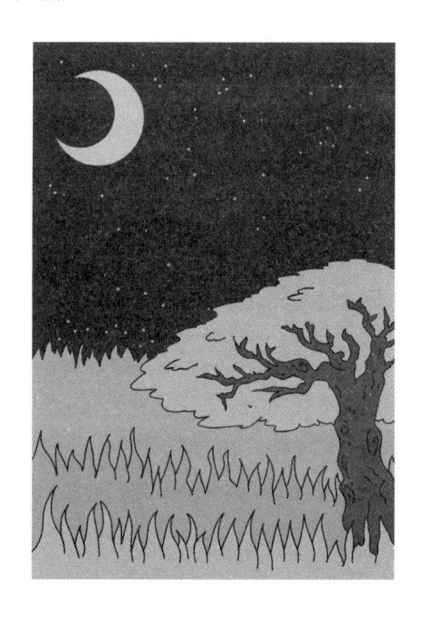

夢的記憶庫：

(1)前一日所思。

(2)兒童時期的經歷、衝動及創傷。

(3)久被遺忘的資料。

(4)任何生命的片段。

(5)身體機能及感官刺激。

(6)父、母、父系祖先、母系祖先、前世……過去的記憶。

(7)人類史前根本的經驗與焦慮。例如：夢見赤身裸體、死亡、飛翔、墜落……。

(8)人類、動物、植物、地球、宇宙。

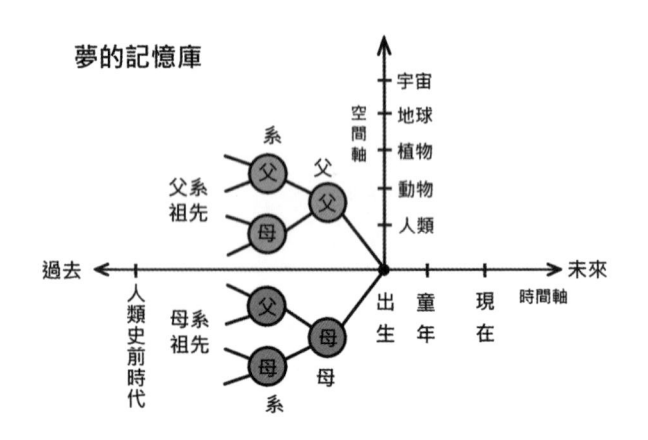

夢的記憶庫

造夢的記憶，轉換為夢境時，會化裝變造，掩飾其意義。

佛洛依德（Freud Sigmund，1856～1939）是心理分析

的創始人,在1900年出版《夢的解析》(The interpretation of Dreams)主張夢的目的,是讓我們在想像中滿足社會所不容許的本能衝動,如果真的夢到實現這些欲望,會驚嚇到我們,所以轉換夢境,掩飾其真正的意義,這種「夢的運作」(dream-work),稱為心靈的「檢查者」(censor)。

佛洛依德明確指出「夢的運作」的五個過程:

(1)轉換(displacement):壓抑某一種衝動,然後把此衝動導向另一個目標。例如:夢到老闆座車被垃圾車撞毀,可能內在有種壓抑的衝動,對老闆極度不滿,想傷害老闆,然而這種強烈性侵略情緒被壓抑,轉化這種侵略的衝動為老闆的車被撞毀。

(2)濃縮(condensation):簡縮成一個短的夢片斷或象徵方式,偽裝某一特定想法、衝動或情緒,掩飾深層涵義。

(3)象徵化(symbolization):被壓抑的衝動,以象徵方式表達出來,例如:夢到手腳鍊銬,可能帶有自由的涵義。

(4)投射(projection):把被壓抑的欲望,投射到他人身上。例如:夢到與熟悉的人在床上。而這熟悉的人,是否直覺聯想到禁忌的伴侶,這可能是自己的投射人物。

(5)再次修正(secondary revision):自我重組夢中怪異的內容,好讓夢有明白易懂的表面意義。

　　佛洛依德療法,是挖掘出失衡的被壓抑衝動,一旦當事人能面對自己的真實欲望,並接納為自己的一部分,心靈無須隱藏這種「恐怖的事實」而到無法控制的地步,就可不藥而癒。

　　夢是願望達成,亦多與前一日或最近生活的煩惱、在乎的

思慮有關。根據佛洛依德（Freud Sigmund）夢的解釋是「在現實中未能滿足的欲求（不容許的本能衝動），經由作夢可以獲得部分的滿足」。

佛洛依德所說心靈的「檢查者」（censor），是將未能滿足的欲求及不容許的本能衝動，轉換為夢境，掩飾其真正的意義，這種轉換作用，導至夢看似混亂，甚至奇特、怪異。

然而佛洛依德的學生容格（Jung Carl Gustav，1875～1961），主張潛意識自我，除了是較低層次的本能衝動，而且也是較高層次的精神動力。

容格是著名的瑞士籍精神分析師，在1907年～1913年間，容格從學於佛洛依德，一度被認為是佛氏的「公開繼承人」，但兩人終究分道揚鑣，容格走出自己的路，主張夢的目的，是潛意識跟意識溝通某事，夢有兩項功能：

(1) 補償內在不平衡，例如一個過度精於分析的人，可能會做情感負荷的夢。
(2) 提供作夢者種種未來的展望意象及一個人個性的發展過程。

容格將潛意識區分為個人潛意識與集體潛意識兩部分：

個人潛意識是由個人的經驗形成。集體潛意識是傳承自人類的集體經驗，而這些人類經驗的寶庫是以原型（archetypes）形式存在。如：神話、民俗故事，是集體潛意識的具體表現。

所以容格認為，作夢的目的，不是僅為了掩飾，而是潛意識傳達某些意義給意識，潛意識語言是間接且象徵性的，需透過解釋，才能了解，解夢的目的，即在幫助個案（或自己），正確解讀潛意識的訊息。

其他沿襲佛洛依德、容格，主要傳統的深層心理學派，將夢視為來自潛意識的明證，夢中感覺是潛意識的主要語言，解夢可以先從夢中感覺開始練習！

解夢範例：

2023年12月1日清晨起來。

我夢到與Ａ老闆通電話，夢中充滿喜悅、感恩的感覺。

夢中感恩、喜悅的感覺，並將夢中感覺做自由聯想及生活連結：讓我直覺聯想與Ａ老闆的因緣：他在1995成立國際企管顧問公司，讓我經營核心轉化事業，感到喜悅、榮幸！

我們可把夢視為一種與潛意識溝通，解夢方法是作夢者與夢中不同的景物對話，夢境的每一個部分都是自己的投射，例：夢中感覺、夢中人、夢中動作、夢中物、夢中場景……，然後從對話中發現其涵義。記錄夢境，你可以信任內在直覺，潛意識會告訴你，你自己才是最佳解夢老師。

解夢重點整理：

作夢者直覺與夢中不同的景物對話，然後從對話中發現其涵義。夢境是自己某個特質或自己某個部分的投射，反映自己的生活或生命的部分。

解夢步驟範例：

可以假設自己是作夢者家佳，來進行解夢。

(1)記錄夢的內容：

家佳做了一個夢，夢見一個山坡，山坡上坐著一些人。家佳爬上山坡（大概一層樓高），上去後看到的景色是類似**斷崖**，下面是大海。家佳上去後，坐了下來，但右邊的女生滑下去了，

跌到下面的地面上（大約也是一層樓高）。我在夢裡有嚇到，還好那個人沒死，然後我就醒過來了。

(2)生活連結：

最近生活中，有沒有讓你煩惱、在乎、常常在想的事情？

(3)自由聯想：

作夢者對夢中不同景物對話，然後從對話中發現其涵義：

◎夢中感覺：嚇到……，還好那個人沒死。

◎夢中人：自己、山坡上坐著一些人、右邊女生。

◎夢中動作：爬上山坡看景觀、右邊的女生滑跌到下面的地面上，（大約也是一層樓高）

◎夢中物：A山坡、B斷崖、C大海。

◎夢中場景：山坡斷崖上看大海。

◎夢裡有迷惑或好奇的感覺、人、物、動作、場景，

可用第一人稱「我是……」扮演。

夢裡迷惑或好奇的感覺，用第一人稱「我是夢裡的感覺……」扮演它。

夢裡迷惑或好奇的人，用第一人稱「我是夢裡的人……」扮演它。

夢裡迷惑或好奇的動作，用第一人稱「我是夢裡的動作……」來扮演。

夢裡迷惑或好奇的物，用第一人稱「我是夢裡的物……」來扮演。

夢裡迷惑或好奇的場景，用第一人稱「我是夢裡的場景……」來扮演。

◎夢中感覺、人、物、動作、場景，會不會代表什麼？

讓你聯想到生活中的什麼？

夢裡的人，會讓你想到誰？會不會代表什麼？讓你聯想到生活什麼？

夢裡的物，會不會代表什麼？讓你連結到生活中的什麼？

夢裡的感覺，會不會代表什麼？讓你連結到生活中的什麼？

夢裡的動作，會不會代表什麼？讓你連結到生活中的什麼？

夢裡的場景，會不會代表什麼？讓你連結到生活中的什麼？

◎覺察：觀察＋反省＋結論

⑴這個夢，想要告訴你什麼？

⑵這個夢，它正在提醒你什麼？

⑶這個夢，讓你明白到什麼？

⑷這個夢，讓你發現到什麼？

⑸當了解這個夢之後，對未來有什麼更好的自我改變？

⑹感謝……

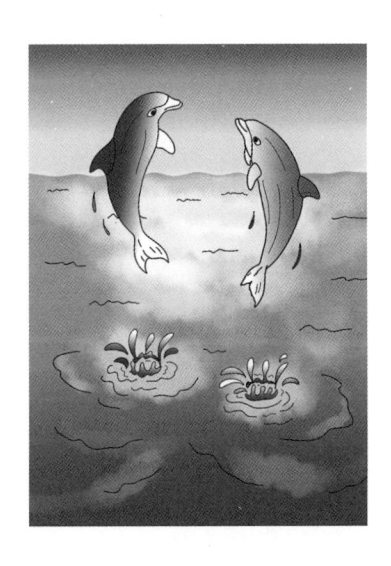

解夢秘訣──
佛洛伊德夢解析、預知夢、靈魂出體

三、預知夢

古代流傳下來最豐富且完整的夢之傳說，是西元二世紀希臘人阿特米多魯斯（Artemidorus of Daldis）編著《解夢》（Oneiro-critica）。阿特米多魯斯最關注的是夢的預知功能。

夢能預知未來，促使古人希盼從夢中求得指點迷津或治病療方，這種儀式被稱之為「孵夢」，在古美索不達米亞（現今伊拉克）、埃及、希臘和羅馬等，是當時社會的重要現象。

馬來西亞的塞諾伊文化（Senoi）中，夢可以告知人們特定的事件，例如：可以預測氣候……等，他們依著對夢的信仰，過著世外桃源的生活。夢可以預知未來，在民間的傳說，如果有人在夢中看見住在遠方的祖母，站在枕頭前向他說再見，當他隔天醒來，真的接到祖母過世的消息，夢的ㄅ預知能力，令人感到神奇。

當我們夢見自己「正在尋找廁所」，通常膀胱的量已滿，即使在無意識的睡眠狀態下，仍會意識到「自己想上廁所」，又如夢見自己「正在享用大餐」，那麼起床後，常會感到飢腸轆轆，想吃大餐。

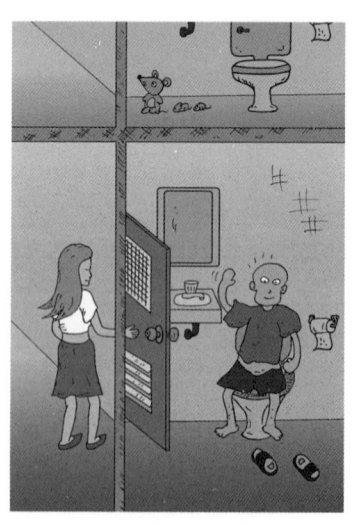

預知夢是經由夢預知未來，提醒作夢者未來可能發生的事情，讓作夢者有機會做改變。第十六任美國總統——林肯在被刺殺的前一個禮拜，就曾經和同僚說夢見自己死在白宮。

你每天睡覺時，會帶著所有白天的訊息進入夢境，而這些訊息在夢境以象徵的形式釋放出來，例如：最近你正想念Ａ朋友，結果在夢境中出現與Ａ在一起的感覺、類似的場景……。

在夢裡，我們常常可以感受到靈魂最大的自由和心靈最大的創造力，然而當我們一醒來，卻馬上忘了自己是誰？我們頭腦的思維和意識，是從更大的智慧、更大的生命當中，浮現出來的秩序，我們活在安心的、有生命的及安全的宇宙裡，立足於完美的基礎上，物質是有秩序的，地球是有生命的，身體是有智慧、健康的。如果生病了，其實是因為沒有真實面對自己的問題，而不是怪罪身體、覺得身體是脆弱的。

夢是高維度意識的投影，更具創造力，甚至更有秩序，它是高度的辨識力選擇下的結果，只不過狹隘的自我意識，而看似混亂。你是否覺察到更偉大的內在心靈？是否準備好接受更高的智慧？

在夢裡獲得暗示而成就一番偉大事業的也很多，例如：英國詩人威廉・布雷克（Willian Blake，1757～1827）的詩：「從一粒沙看見世界，從一朵花看見天堂，掌握無限在你手中，抓住永恆於一瞬間。」他擅於凝視自己的內心世界，並且將夢裡顯現的視覺世界描繪出來。

以前有一天晚上，我做了一個夢，夢到所輔導的公司有一位助理，她來到我的夢，告訴我，她要離職了。隔一周，我前去所輔導的公司，我看見那一位助理並告訴她，我做了這樣的夢。

她告訴我,她確實要離職了。諸如這樣白天生活事件,常常事先來到我夢境告訴我。

從科學角度來看,夢具有預知能力,是因在潛意識狀態下的意識,會表現於夢中。預知夢可說是一種心電感應,夢境的心電感應能力是非常強大的!

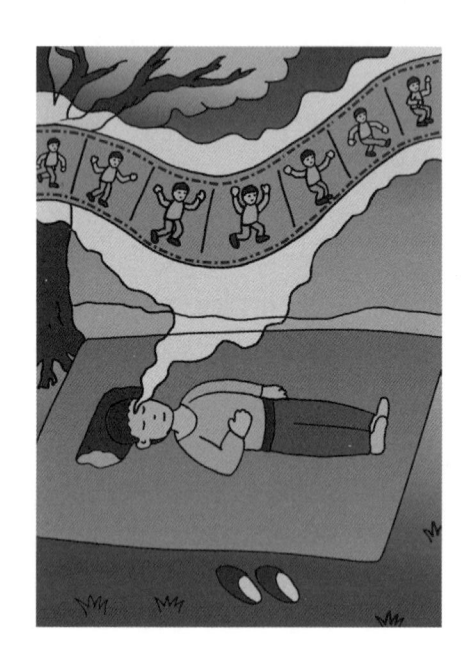

夢與真實性的關係又如何?

夢與真實性的關係,視作夢者的心理制約性而定,作夢者的心理制約性越小,其夢境的真實性越大;作夢者的心理制約性越大,其夢境的真實性越小。你可以核對真實性,並記錄夢境與實質發生的差異,就會慢慢地縮短這差異。

記錄預知性夢境的差異

作夢日期	夢境	實際日期	實際情況
3月20日	夢到瑪麗從美國來拜訪我。	4月10日	瑪麗從美國打電話來告知5月初湯姆會來台灣。
5月20日	夢到蟲蟲在住處的窗戶上。	5月26日	看到蝴蝶停在車窗上。

註：

1. 優質心電感應的人格特質：自我接納、開放、興趣高、動機強、注意力集中、自信、與人建立和諧關係、表達力強、行動佳。
2. 超感知覺者的人格特質：熱情、興趣高、開放、調適好、有膽識、警覺性高、洞察力、機智、放鬆、自發性強、不受拘束。
3. 心電感應不佳的人格特質：冷漠、漠不關心、焦慮、好辯、墨守成規、沮喪、緊張、封閉。

四、自動化的心理習氣及情感負荷

　　人的潛意識記憶庫之中，儲存大量的圖像或圖案的地方，也儲存了二元分立的體驗系統及運作規則，按照潛意識的記憶庫，所儲存的生命程式，此生依此腳本有力量地自動化操控演出。心理習氣便是這個潛意識的記憶庫，一直存在，即使當人死亡，還是存在著，一直到心理習氣及情感負荷被淨化，這個人才能有自主性及自由度。

　　人的心理習氣是來自何處？就從恐懼、貪欲、憤怒、愚癡、嬌慢、執著、仇恨、傷害⋯⋯，一層一層儲存起來，把自己關在

（如何面對自動化心理模式）

狹窄及死板的運作規則及情感負荷，就像狗被狗繩繫在柱子，若繫繩的結不解開，就會長夜繞柱而轉。

想要了解情感負荷，就須先了解自己有哪些情緒。

　　情緒有兩種：
1. 正面的情緒：活力、熱情、快樂、理智、平靜、知足、知見、開悟……。
2. 負面的情緒：冷漠、焦慮、怯懦、恐懼、悲傷、驚嚇、生氣、暴怒……。

　　情緒度〈0-10度〉：以動力被束縛的程度來表現的話。

　　負面情緒越多，被束縛的動力越多，情緒度越低。

　　正面情緒越多，被束縛的動力越少，情緒度越高。

　　例如：

0度——————————5度——————————10度
死亡、失去知覺、驚恐、暴怒、生氣；平靜、舒適、好奇、喜悅、活力、開悟

　　目前的你，情緒度〈0-10度〉是多少？

　　你可以回想一下，在你情感負荷的傷痕，情緒度〈0-10度〉是多少？

　　　痛苦情緒是身體疼痛之前或同時的跡象，假如痛苦與情緒被封鎖未釋放，那當事人肌肉和神經會緊繃。然而過度誇大情緒、疼痛、習慣性抽搐，當事人又會重新再複演及烙印記憶傷痕，所以痛苦與情緒要如實釋放與調整，不用過度誇大。

　　　人是一個可以自我決定的生命體，當被人為的強迫或抑制情況時，未有適當的釋放或壓抑，所有情感負荷會形成傷痕，造成情感封鎖或身體疼痛封鎖。

如果屈服情感傷痕→冷漠。

如果避開情感傷痕→怯懦、懦弱。

如果忽略情感傷痕→粗心。

如果面對情感傷痕→就可以釋放出任何接觸到情感負荷，找出最早無意識的傷痕，完全清除情感負荷的傷痕。

一個健康的人，失去所愛的人，例如：死亡、離婚、孩子離家⋯⋯等，情緒的反應是因思念對方而悲傷，很正常。未表達的情感或未處理的情結，表面上和諧、講理，然而內在卻有許多的壓抑，這些否認或忽略的負向感受，引發對整個世界的憤怒、指責或拒絕，負向感受也會導向自己，喪失生命的動能，表現出身體障礙或疾病，例如：頭痛、過敏、睡眠障礙、關節炎、上癮習慣（工作、食物、酒、菸、電玩⋯⋯）、心臟血管疾病等等。

沉重的情感負荷，例如：至親死亡、失戀⋯⋯，以溫和、慈愛、同理的態度與聲音來回應，讓當事人講出來或哭泣！然而別為當事人過度釋放出情感負荷而驚慌，也別為當事人的悲傷或難過，停留在失望或可憐的情感負荷，轉化的進度與釋放情感負荷（釋放足夠自由的情緒）成正比。

如果未釋放悲傷、失望、絕望情感的負荷，通常作法就是「忘記」這些事情，忘的越快越好，期待時間會治療一切，十年或二十年後，悲傷、失望、絕望卻一直在那兒，就像一個化膿的傷口。忘記對身心有害，當某一事情輕易出現，會再度演出「悲傷、失望、絕望」，人往往又採取抑制悲哀，呈現悲傷的辦法就是「忘記它」、失去活力，一再重複如此的模式，事情並未去正視及舒緩。倒不如反轉過來，沿著悲傷的時間軌跡回去找，找出最早或更早的悲傷，然後開始有條理清除或釋放情感的負荷。

最好能夠看清楚自己的心理習氣及情感負荷，這個黑洞經過幾年、幾十年、幾百年、幾千年、幾萬年、幾億年……，也可能經由父母、祖先遺傳，長久日子以來重覆運行，不斷一層一層儲存，變成無意識地運作的慣性，這些習慣本來就不存在，是空的，只是我們常常忽略及輕視自動化心理習氣與情感負荷的運作系統，不斷重複性的慣性，就像輪迴的夢。如果我們去了解、發現、體察、心行，改變心理習氣及情感負荷是在一剎那間。

心理習氣就像我們體驗所拍照下來的相片，按下快門，我們對於記憶、感覺、感官、想法等，產生各種體驗的想法及情緒反應，然後在我們的睡眠暗房中沖出的底片。淺層體驗只會留下模糊的痕跡或影像，而那些深刻的烙印影片，會串聯相關影像，就像製作電影，誕生一部由心理習氣及情感認同製作的敘事電影──夢。

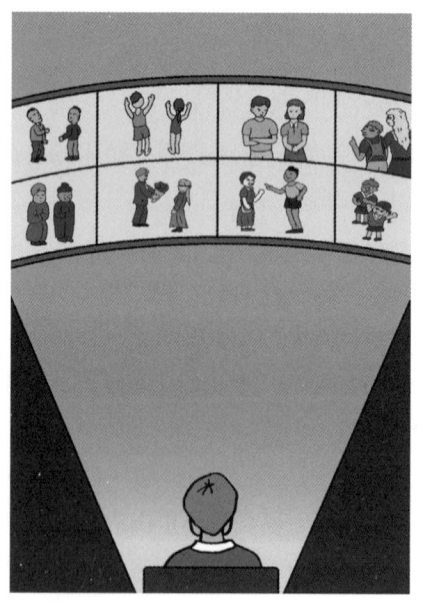

我們的心就像投影機的光線，照亮了那些被激起的影像和痕跡，串起相關影像就像電影一般的劇情，這就是心理習氣所創造。心理習氣同樣地也製作清醒時候的影片，只是我們比較容易理解夢的運作，因為夢不會受到物理環境和理智心識的局限，夢會把我們心裡內在的活動及感覺，投射出來並且認為自己的**體驗是真實的**，且存在於自己的心中。當我們認識到心理習氣及情感負荷運作的規則，我們就能夠認識，每個體驗都是修持心理及情緒的機會。

　　當心理習氣及情感負荷呈現出自動本能的反應，學會在當下感受與自動本能反應之間，拉出空間——停、看、聽，深呼吸六次，從本能腦轉化為覺察腦，對有創傷情緒反應的人，當下就是陪伴，如果要講話，可用反映式傾聽（Reflective listening），不加入意見或建議，避免重燃創傷反應。

練習：自動化心理習氣及情緒

1. 覺察面對自動化心理慣性，我會⋯⋯？
   (1)當負向、強烈或莫名情緒的時刻，我會⋯⋯？
   (2)生理緊張增強或恐慌感覺的時刻，我會⋯⋯？
   (3)意識降低時／能量下降時／嘀咕講話、肢體亂動、昏沉、流淚、作夢⋯⋯，我會⋯⋯？

2. 回想：當自動化心理慣性出現時⋯⋯，我覺察到⋯⋯。
   (1)當負向、強烈或莫名情緒的時刻，我覺察到⋯⋯。
   (2)生理緊張增強或恐慌感覺的時刻，我覺察到⋯⋯。
   (3)意識降低時／能量下降時／嘀咕講話、肢體亂動、昏沉、流淚、作夢⋯⋯，我覺察到⋯⋯。

※心靈隨筆：信任內在直覺或感覺，作紀錄，想寫就寫，想停就停，隨性自由書寫，自在去感覺，沒有對或錯，沒有失敗或成功，只有探索。你看到什麼？你聽到什麼？你感覺到什麼？你學習到什麼？提醒你什麼？你發現到什麼？你的領悟是什麼？自我改變是什麼？請寫下來！

練習：清除心理習氣祈禱文

我＿＿＿＿＿＿（名字）為清除幽暗習氣、回歸清淨的覺知於地球＿＿＿＿＿＿＿＿＿＿＿＿＿＿＿＿（地點）時間＿＿＿年＿＿月＿＿日＿＿時＿＿分，敬誦祈禱文（手合十祈禱）

　　為清除一切心理習氣，回歸清淨的覺知，淨化心理習氣的心念力量，並將清淨的覺知，進入生活當中，為我所用！

　　我的心理習氣是：愚痴、恐懼、不安、貪欲、憤怒、憍誑、嫉妒、仇恨、傷害、懷疑、擔心……。

　　我心律動，如同他人，唯其時短暫（觀想你與眾人同時心跳動）。

　　我息吞吐，如同他人，唯其時短暫（觀想你與眾人同時吸吐氣）。

　　以往心理習氣，未覺知自己的身語意所生，一切我今皆懺悔改過。

　　我從前念、今念及後念，念念不被「愚痴」染；從前愚迷等，悉皆懺悔改過，願一時消滅不復起。

　　我從前念、今念及後念，念念不被「恐懼」染；從前恐懼等，悉皆懺悔改過，願一時消滅不復起。

我從前念、今念及後念，念念不被「貪欲」染；從前貪欲等，悉皆懺悔改過，願一時消滅不復起。

　　我從前念、今念及後念，念念不被「憤怒」染；從前憤怒等，悉皆懺悔改過，願一時消滅不復起。

　　我從前念、今念及後念，念念不被「憍誑」染；從前憍誑等，悉皆懺悔改過，願一時消滅不復起。

　　我從前念、今念及後念，念念不被「嫉妒」染；從前嫉妒等，悉皆懺悔改過，願一時消滅不復起。

　　從前愚痴、恐懼、不安、貪欲、憤怒、憍誑、嫉妒、仇恨、傷害、懷疑、擔心……等，悉皆懺悔改過不復起。

　　我從前念、今念及後念，念念不被「自己心理習氣是……」，從前所有悉皆懺悔，願一時消滅不復起。

　　從今以後，從前愚痴、恐懼、不安、貪欲、憤怒、憍誑、嫉妒、仇恨、傷害、懷疑、擔心……等，今已覺察，悉皆斷除。

　　除卻心理習氣中不善心、嫉妒心、憍慢心、我執心、誑妄心、輕人心、慢人心、邪見心、貢高心，及一切時中不善之行。

　　常自見己過，不說他人好惡，常需虛心，普行恭敬，見性通達，更無滯留，迴一念善，智慧即生，覺察明照，滅愚痴、恐懼、不安、貪欲、憤怒、憍誑、嫉妒、仇恨、傷害、懷疑、擔心……。

　　本體光明，立即改變個人小我的世界。

　　透過我的心念、言語及行動，讓我每一刻的身心輕安自在，就這樣，我心清明、意中清淨、口誦心行。

　　我與他人終可不受心理習氣所制約。

將心理習氣，用想像的把它寫在紙上，然後想像看著它在空中被火焚燒掉！

　　感恩這一切發生及恩典！

五、你受過傷，可以復原

　　當壓力是可預期、可控制、程度適中，就可以容納壓力，產生復原力。當壓力是無法預期、時間過長、極端程度，心理會呈現過度敏感脆弱，形成創傷。

　　例如：孩童時期，長期處在父母親爭吵、衝突、傷害、冷戰、生病、分開、離婚或意外事件……等狀況，如果孩童沒有健康安全的依附關係，孩子將喪失正向的生存能力，導致許多負面的情緒障礙與偏差行為。

　　例如：可能的情緒障礙：焦慮、憂鬱、傷心、憤怒。

孩子需與父母親形成健康安全的關係，作為未來成長過程的重要支柱。

　　療傷七個步驟：

1. 在安全、穩定、健康依附關係的場域為前提，才有可能療癒復原。
2. 覺察發生什麼事。
3. 協助接納原來樣子。
4. 讓情緒、情感流動。
5. 釋放創傷能量。
6. 撫慰擁抱受傷內在小孩。

7. 心理慢慢地恢復自癒力。

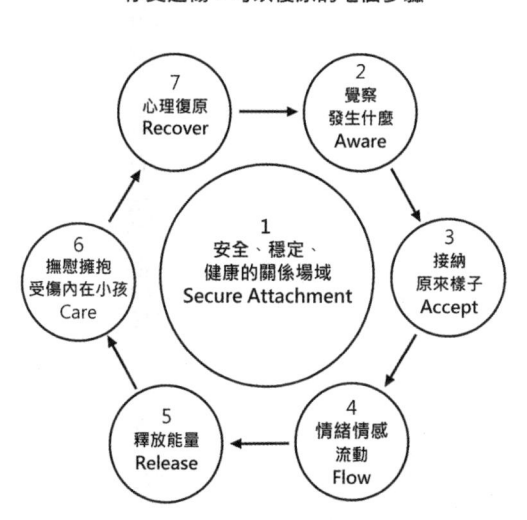

你受過傷，可以復原的七個步驟

```
        7 心理復原              2 覺察
         Recover              發生什麼
                              Aware

  6 撫慰擁抱         1 安全、穩定、          3 接納
  受傷內在小孩       健康的關係場域          原來樣子
     Care         Secure Attachment      Accept

        5 釋放能量              4 情緒情感
         Release               流動
                               Flow
```

練習：療傷復原七個步驟

1. 在安全、穩定、健康依附關係

依附理論的發展心理學家約翰・鮑比（John Bowlby，1907～1990），在1940年代輔導了一群犯罪的少年，他發現這些孩子不僅喜歡偷東西，而且對任何人都不信任，人際互動非常冷漠。他訪談44位孩子，得知這些孩子的童年，大多是與母親分開，甚至是被遺棄，於是整理成一篇報告，名為《四十四個少年小偷：他們的性格，以及家庭生活》(Forty-four juvenile thieves：Their characters and homelife）。在這一篇早期的研究中，鮑比提出現代依附理論的雛形：「童年時期親子依附關係的好壞，會影響未來的性格與人際互動。」

　　如果孩子想要療傷，又無法與父母有健康安全依附關係，可以先安排到其他安全、穩定、健康依附關係的場域，或父母小孩一齊來療傷。

　　療傷前提：建立一個安全、穩定、健康依附的關係，對大腦的所有發展都有益處。如果你想要療傷，先安排自己到一個安全、穩定、健康依附關係的場域。

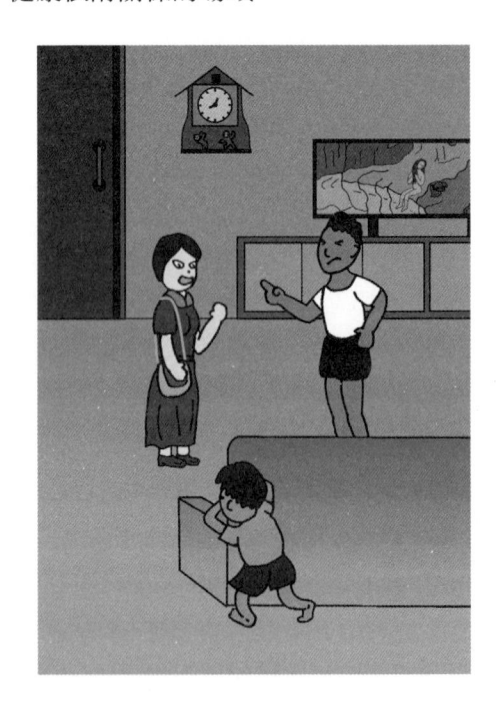

2. 覺察發生什麼事

當童年時期的父母親爭吵、衝突、傷害、冷戰、分開……，或家人吵架時，我會感覺：

A 悲傷。

B 驚嚇害怕。

C 憤怒。

D 沒有安全感。

E 其他：……

可以問自己：我覺察到什麼的感覺？

3. 我可以接納原來樣子嗎？

當童年時期的父母親爭吵、衝突、傷害、冷戰、分開……，或家人吵架時，你有以下情形嗎？

A 我一整天的生活不快樂。

B 我的心情無法平靜。

C 我有甩不掉的情緒。

D 我隱藏我的感覺。

E 我會不停地想他們的問題。

F 我會吼叫或說刻薄的話。

G 我會踢、叫、打、丟東西。

H 我會故意製造麻煩。

I 我身體僵硬，像被凍住一樣。

J 我不知道怎麼辦，縱使我很希望能做什麼。

K我會沉默。

L我等待，希望事情能變好。

M其他：……

請寫下你的情形是……？

可以問自己：我可以接納原來樣子嗎？A至M，我可以接納原來樣子嗎？

4. 讓情緒、情感流動

《為了你自己好》（For Your own Good）作者艾莉絲米勒（Alice Miller，1923～2010）強調：對我們造成影響，不僅是孩童時期的虐待所帶來的身心創傷，更大因素，是我們不被容許去感受哀傷或處理、表達這些創傷所製造出來的情緒。注重別人的感受與需求勝過自己，完全忽略自己的感受、需求，只好由父母把他（她）當作知己、心腹、慰藉或密友，造成我是父母唯一的人，這樣的作法及界限，這個孩童和受害者一樣脆弱而無力感，這樣的孩子，出自於被迫承受父母的唯一的信念，剝奪再去尋求其他可能的選擇。

想拯救父母的孩子，童年時期孤單當獨行俠，沒有獲得當時童年所需要的鼓舞，現在，容許你去接觸內心的「孩童」，放心接納自己的感受、情緒、想法，你可以重做心中那個受忽視孩子的父母，自己擔任那位鼓勵、支持的父母並且允許自己的感覺表達出來，讓自己的情緒、情感流動！

當童年時期的父母親爭吵、衝突、傷害、冷戰、分開……，或家人吵架時，你有以下可能的情緒與行為嗎？

A 悲傷。

B 驚嚇、害怕、沒有安全感。

C 憤怒。

D 責備自己、內疚。

E 暴力、攻擊別人。

F 喪失動機、喪失自信。

G 自我傷害。

H 脾氣暴躁。

I 過度煩惱。

J 悲傷、無助感、無望感。

K 食欲不佳。

L 睡不好。

M 無法信任別人。

N 忠誠感的撕裂。

O 我知道他們會解決爭執，一切會很好的。

P 其他：⋯⋯

　　請寫下你的感覺、情緒與行為是⋯⋯？

　　例：A至P，我可以放心接納自己的感受、情緒，允許感覺、情緒、情感流動嗎？

※ **自由書寫、自由繪畫：**

你想說些什麼？觸動到什麼感覺？

憑直覺或感覺來自由書寫或自由畫畫。重點不在要求自己寫得合不合理，畫的像與不像，而是一分感覺或直覺，想怎麼寫就怎麼寫，想怎麼畫就怎麼畫，隨性放任自己去寫去畫，自在地去感覺。也可用圖像、圖案或圖騰來表達，寫到自然想停，畫到自然想停，停止後再回顧剛才所寫所畫的內容，帶來什麼樣的感覺？什麼樣的自我省察？順著內在的流動寫下來！

5. 釋放創傷能量

生命有兩個選擇，一個是無明，另一個是覺察，如果我們不做出選擇，那過去無明心理習氣，會自動引導著我們回到過去的問題，不斷自我強化地在惡性循環中，除非將痛苦的記憶與處境，當作學習的禮物，改變我們原始的意願，帶著「覺察」，轉化那些根植於童年或潛意識中惡的質素，那我們生命就會改觀。

在生活中常見到拯救者、加害者或受害者，造成互相循環的困境，而此困境的實相是什麼？造成困境的原因是什麼？這樣的困境是可以滅除嗎？知道滅除困境的方法嗎？

心理醫師史蒂芬・卡普曼博士（Stephen Karpman），在1968年設計了一個簡單模式，叫做「戲劇三角形」（The Drama Triangle），說明現實生活中的拯救遊戲，像是球員從一個位置移動至另一個位置，以「拯救者」的姿態進入這三角形，然後「拯救者」變成「受害者」，成「受害者」後，又轉移成「加害者」；或「拯救者」變成「加害者」，成「加害者」後，又轉移成「受害者」。

```
       拯救者
      /     \
     /       \
    /         \
 受害者 ——— 加害者
```

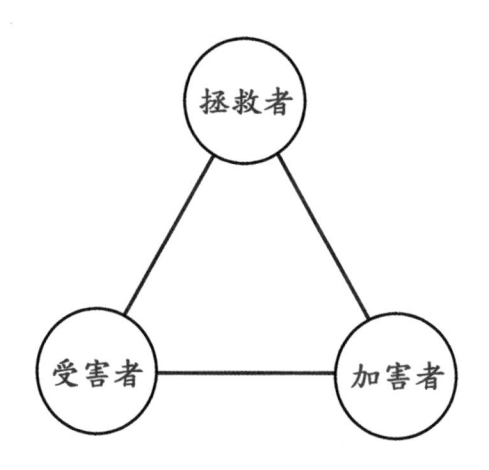

　　讓我們仔細看一下，精確地研究一下這個現象，每一個拯救者，都還有另外兩個角色，一個是加害者，一個是受害者，很完美演出這三者之間關係，就像旋轉木馬，在拯救者、加害者、受害者之間打轉。我們大多數會認同「拯救者立場」，卻較不容易承認心中的加害者或受害者，然而在拯救過程中，加害者及受害者也可能會發生，為何會變得如此悲慘？不論何種方式，我們會體認到心中同時存在這三個角色或看到這幾個角色投射在外的世界。

　　拯救者的心中都深藏著「英雄的衝動」，拯救自己內在受傷小孩，脫離受苦的衝動，這股衝動誤以為是提供幫助，這英雄的氣概，努力追求完美（追求理想我），卻發現與實際落差是如此遙遠（忽略實際我），這種悲傷過程發展到極致，就是自殺，拯救反而成為一條用善意所鋪成通往地獄的道路。

　　多年來，我自己也是一位拯救者，早年我常日以繼夜，思索如何解決個案、學員以及周遭人的痛苦，而忽略自己內在受傷

小孩，活在「理想我」，未看到「實際我」，身心過度透支，精神耗盡、體力不支，終於有一天，身體不支倒地了。我花了大部分時間在拯救過程，後來我自己卻被醫師救治回來，經過漫長、痛苦的掙扎與改變，從中脫身而出，正因為如此，我更覺得須認清拯救者之迷思，及其相互關係。

　　什麼是拯救的過程？現在為「拯救」下一個定義及解釋：為他人的快樂、健康、幸福、工作、事情、婚姻或其他抽象性事物擔起負責，也一併擔任糾正情況的責任，最後，以本身的付出代價來調整。

　　拯救者成為震盪吸收器，試圖用自己的時間、金錢、精力，來緩和別人受到打擊，以為在提供幫助，事實上對全局並無助益。這與智慧或用心無關，而是反射出自己在孩童時所做的一系列的決定，把問題當成自己的，別人的感受與需求比自己重要，忽視自己真實的感受與界限。

　　大多數的「拯救者」，通常童年是在一個疏離或殘缺家庭，內心有一個被忽視、虐待、剝奪的孩童，他們被迫早熟而提早進入成人的世界，沒有經歷孩童的探索，早期生命中的殘缺，把悲傷、憤怒、哀痛的感受壓抑下來，喪失許多事物，例如：童年的玩樂、哭泣，切斷了孩童的感受及界限，別人的感受和需求比自己重要。

　　一個受害者常常繞著「否定感受」打轉，會感到代罪羔羊、依附他人的、可憐的、絕望的、受傷的、倦怠的、自責的、停滯不前的感受。一個具有新的、真實、正向鼓舞的對話與釋放是重要的，才可脫離受害的監牢。

　　受害者不能只看到傷害，而是願意走出受害者框架，如想

要走出受害者框架,就不能採取報復(加害者),否則會加深惡性循環。每個人都有能力為自己生活中遇到的事負百之百的責任,對所發生的事情負責,就可重新拾回主導權,做一個生命的主人。若不能審視自己所站的位置,對所發生的事負責,自己可能會變成另一個加害者。

放下受害者信念吧!不用緊抓這個世界的任何事物不放!

停止試圖想改變別人,唯有改變自己,這個世界才會不同。

我們確實要提供愛心、鼓舞、真正的評估與幫助,只要設下精確的穩固界限,才不會造成傷害、共生共滅及很高的代價。

沒有受害者、加害者及拯救者,只有覺悟者。看到真實的本質,不斷放下過去的一切,活在當下,帶著「覺察」,做出生活中清明的選擇。

當童年時期的父母親爭吵、衝突、傷害、冷戰、分開……,或家人吵架時,我會感覺到:

Ａ我被卡住,夾在中間。

Ｂ我覺得父母或家人不喜歡我。

Ｃ我覺得這是我的錯(受害者)。

Ｄ我覺得父母或家人在責備我。

Ｅ我會對父母或家人感到難過、擔心。

Ｆ我會想為父母或家人解決問題(拯救者)。

Ｇ我會想去控制父母或家人。

Ｈ我試著假裝事情會變好。

Ｉ其他:……

請寫下你的創傷能量是⋯⋯？

可以問自己：我願意釋放創傷的能量嗎？例：深呼吸鼻吸口吐，慢慢吐出，我願意釋放⋯⋯

A 我願意釋放卡住能量，將卡住能量深呼吸——鼻吸口吐，慢慢吐出⋯⋯

B 我覺得不被喜歡，將不被愛的能量深呼吸——鼻吸口吐，慢慢吐出⋯⋯

C 我覺得這是我的錯（受害者），將受害者能量深呼吸——鼻吸口吐，慢慢吐出⋯⋯

D 我覺得被責備，將我不夠好的能量深呼吸——鼻吸口吐，慢慢吐出⋯⋯

E 我感到擔心，將擔心的能量深呼吸——鼻吸口吐，慢慢吐出⋯⋯

F 我會想為家人解決問題，將拯救者的能量深呼吸——鼻吸口吐，慢慢吐出⋯⋯

G 我會想去控制，將控制的能量深呼吸——鼻吸口吐，慢慢吐出⋯⋯

H 我試著假裝，將假裝的能量深呼吸——鼻吸口吐，慢慢吐出⋯⋯

I 深呼吸鼻吸口吐，慢慢吐出，我願意釋放⋯⋯

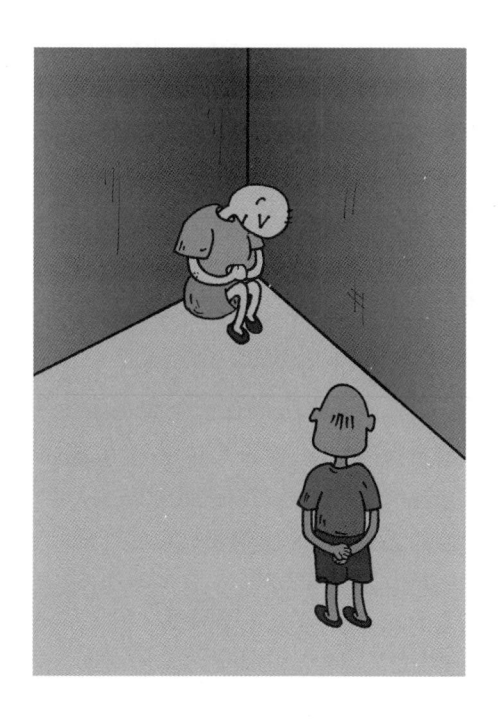

6. 撫慰擁抱受傷內在小孩

在成長過程中，得不到期望的愛或回報時，深深感到傷痛孤單，隱藏在深處，是心碎了的情境（感覺），有一部分的你，會破碎脫離而去，而這些「破碎的部分」，稱為「內在小孩」（the inner child）。

找回受傷的內在小孩

「內在小孩」可能是小時候的不安、遺憾、夢想或當時認定的生存法則，這些沒有因年紀增加，或情境改變而有所不同，而這受傷的經驗，就深深烙印在腦海中，停留在當時的年齡，形成創傷記憶。如果這創傷事件而未加以適當處理，甚至未正視此問

題，它往往會責怪別人，造成更大的糾葛，或退縮地封閉在自己的世界，傷害自己。你永遠找不到真正的答案，除非你自己學會面對自己，學會靜默、聆聽，真心寬恕與原諒未關照的地方，才不會造成往後日常生活的不平衡及障礙。

練習：撫慰擁抱受傷的內在小孩

A 深呼吸幾次，讓全身放鬆，讓身體放鬆下來！

B 問自己，第一次經驗到傷痛，是幾歲？

C 閉上眼睛，深呼吸，進入內在去察覺那個受傷的內在小孩。

D 當找到那個受傷的內在小孩，面對受傷內在小孩，跟他道歉並給他愛的擁抱，你可以將他與你的存在一起療癒，將你的內在充實起來。

E 當已療癒好了，允許內在小孩與自己整合成一體。

當你是一個嬰兒，你是知道如何愛自己的，然而長大之後，有人會鄙視自己的長相，有人責怪自己做得不夠好，有人批判自己，不值得擁有美好，有人會跟別人比較，覺得自己很糟……，花了如此多的歲月在做「自我批判」，以至於自己難以接受現在的自己，你現在是否願意釋放創傷的能量呢？

釋放舊有負面記憶，願意寬恕自己及別人嗎？讓自己再度回到如嬰兒般純淨狀態，愛你自己，並接受你現在原來的樣子，你會發現生命是富足的，每日身心愉悅，有許多方法可以達到這個目標。

※心靈隨筆：信任內在直覺或感覺，作紀錄，想寫就寫，想停就停，隨性自由書寫，自在去感覺，沒有對或錯，沒有失敗或成功，只有探索。你看到什麼？你聽到什麼？你感覺到什

麼？你學習到什麼？提醒你什麼？你發現到什麼？你的領悟是什麼？自我改變是什麼？請寫下來！

7. 心理慢慢地恢復自癒力

療傷復原7個步驟可重複多練習幾次，療傷並不容易，並不是單純一次或幾次就好，我自己也不斷療傷十多年，每次都有很大的發現及收穫，把療傷當作生命騰升的機會，需要給自己一些時間或一段期間來療傷！

請繼續看本章「六、為什麼會作惡夢」、「七、藉由夢來療癒」、「八、從散亂的心，學習返回當下」，直到最後「第四站：本體光明」，持續覺察、練習及轉化，如果創傷復原不明顯，可能創傷過重，可找專業心理人員來協助。

六、為什麼會作惡夢

夢，對文化遺產有重大影響，然而惡夢也破壞了一場好眠。從睡眠研究的立場來看，所謂惡夢，是指「睡眠時所產生的異常現象」。

作夢時夢見幽靈、被怪物追趕、殺人或被殺等，如同恐怖電影的情節，作惡夢時，有以下的特質：

　惡夢，使人從眼球快速運動期，充滿害怕地醒來，但不會有身體的症狀，如：心跳劇烈或是冒冷汗。這些症狀是發生在深眠夜驚（sleep terror）的症狀。

作夢者常常可完全回憶起惡夢的內容，並記得詳細內容。

身受惡夢之苦，常可以找出一再重演的主題，有時整個夢，從頭到尾，類似或相同的夢，一再重現，甚至長達好幾年。

惡夢的內容及原因很多，以下探討作惡夢的可能原因。

1. 心理方面：心裡擔心、懼怕某件事、工作壓力、家庭成員衝突，曾經經歷重大創傷而未加以適當調適，甚至從未正視此一問題……等。
2. 生理方面：身體狀況不佳。
3. 睡眠環境：寢具潮濕、滋養細菌、塵蟎。寢室密閉，通風不良，睡眠姿勢不正確，枕頭太高或太低……等。
4. 食物方面：睡前吃太飽，食用大量肉類食物等不當的飲食。

　　如果心理負擔重，可找人談或找專業心理人員諮詢。如果身體不佳，睡眠環境不良，飲食不當，也很容易作惡夢。

　　通常，在酒足飯飽後的輕鬆狀態下睡眠，是很舒服，但是睡前吃太多，吃一些不該吃的東西，或是飲酒過量，會造成惡夢，因睡眠時，身體仍拚命進行消化作業，會對腦部產生刺激，在睡眠狀態中，身體及腦部卻得不到休息，必然容易作惡夢。

　　古人云：「惡夢是因五臟六腑疲勞所產生的。」一旦腸胃或心臟等五臟六腑出現障礙，睡眠時便會形成一股刺激，促使惡夢出現。曾有人在夢中感覺到自己的喉嚨異常疼痛，起床後並沒有感覺，然而在往後的幾個晚上，連續出現喉嚨疼痛的夢，過了幾天後，真的喉嚨痛，到醫院接受檢查，結果發現魚刺卡在喉嚨內。白天時外界的刺激很多，注意力大多也擺在外在的世界，如果是輕微的疼痛，很可能感覺不到，等到夜晚睡眠時，這股疼痛會對大腦形成刺激進而產生「喉嚨疼痛」的夢。

　　在做惡夢的過程中，在心裡想著「這只是個夢，不必在意」，那麼從那時候開始，原來的惡夢，就成為「清明夢」，作夢

者可以自由控制「設計夢境」，以創造出圓滿結局的夢，詳情請繼續看本書第二站：心理重生的第貳單元，清明夢。

如果經常做惡夢，導致睡眠品質不佳，最好的方法，可以從清醒世界的生活及身體的狀態，找到障礙的原因。臨床經驗顯示，一旦找出原因，並加以處理，惡夢就會消失了。

幼兒的惡夢

幾乎所有小孩都有惡夢的經驗，這是表示需要父母的關懷和安慰。

幼兒的惡夢，開始是幾歲，看法並不一致，通常發生是在3～8歲，有些惡夢，可能始於兒童學得恐懼和焦慮的經驗。例如：看見或聽見父母親爭吵或受傷。幼兒受到惡夢的困擾比成人多，主要是因為他們不能清楚表達自己所受的驚嚇，也總是不明白那些追逐，甚至要吃掉自己的怪獸不是真的。在幼兒時期，面對陌生人的恐懼，害怕自己被遺棄的恐懼，以及害怕身體受傷，這種焦慮的感受，會在夜晚，裝扮成惡夢的模樣，侵入小孩的心靈，最好的方法，就是來自成人（父母）的安撫和關心，使他們接受惡夢，「不過是場壞夢」。

幼兒的惡夢，有些情況是小孩在恐懼中醒來，發現自己孤獨地處在暗室，放聲大哭，並且尋求父母的保護，通常有如此現象，父母會選擇和小孩同睡，這並沒有什麼錯誤，然而最好的方法是改進令小孩害怕的黑暗環境。黑暗環境就像惡夢夢境的一部分，在小孩睡前陪他（她）說話，在房間點一盞小燈，或把門打開，具有觸感的布偶或玩具，是很好的陪伴者，如有需要，可告訴小孩，願意留在房間陪伴他（她），對小孩而言，避免黑暗環境，並給予安全感和關心。

老人的惡夢

一般而言，年紀越大，睡眠問題發生越頻繁。年紀越大，身體越老化，身體的排泄及新陳代謝會變差，也可能恐懼面對失敗、機能喪失、死亡。如果一個老人需要借助藥物來促進睡眠，最好的選擇是睡前喝一杯熱牛奶加上一茶匙蜂蜜，可以有很好的鎮靜效果。

隨著年齡增長，對噪音、亮光、飲食，也會變得更敏感，所以臥室盡可能安靜而暗，飲食清淡而均衡，保持適度和緩的運動，專注於有興趣的活動。每個65歲以上的老人，都應該檢查睡眠時的呼吸問題，特別是打鼾、過胖、喝酒才能睡著，或整天沒精神。在美國65歲以上有25%有「睡眠呼吸中止症候群」，並可能會誘發高血壓，重度憂鬱症、心臟血管疾病，甚至死亡。

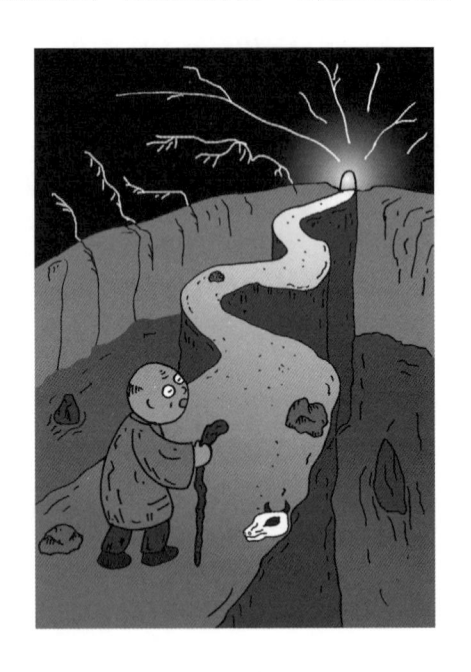

註：「睡眠呼吸中止症候群」

1. 是指一個人在睡覺時呼吸停止達60秒之後，他會咳嗽或喘著醒來，清醒或半醒個1～2秒，通常連眼皮都沒張開又睡著了，在睡覺中一再重覆這些步驟，這些步驟在一晚上，可以達1,000次，所以，隔天早上會覺得睡不好。
2. 呼吸睡眠中止症候群的人，很少知道確實醒來次數，常感到疲憊、昏昏欲睡、思路不清，嚴重缺乏睡眠。
3. 造成呼吸睡眠中止症候群的重要因素：打鼾（幾乎每個呼吸中止症候群患者都會打鼾）、體重過重、喝酒過量。

當你在面對惡夢時是採用哪一種方式呢？

1. 逃避。
2. 退縮。
3. 面對、克服。
4. 順其自然。
5. 尋求自我整合。

不論哪一種方式，這些方式不一定是彼此排斥，如果做了一場惡夢，自己可在清醒狀態中，再次想像以重改這一場惡夢的角度，重改夢中的情節，是可強化自我理解，有更大動力回應壓力的練習。

我以前剛開始擔任企業顧問時，沒有足夠經驗，工作壓力大時，常會夢到有惡魔追趕我，我拼命跑，跑得很累，跑不動了！當時我自己覺察到白天輔導企業目標延誤或進度停滯！我又重新回到夢中，我提起勇氣返身面對追趕的惡魔，當我回頭去面對惡魔，惡魔就在夢中消失了，覺察到那惡魔是我內在的挫敗感！

當時我推動企業目標時，感到挫敗感，這樣類似的挫敗感，讓我聯想到國中時期功課名列前茅，考試未達到目標名次就被否定，考試名次必須不斷贏過其他同學，讓我挫敗感很重。我覺得每個同學都很優秀，同學為了競爭名次像似跟敵人作戰一樣，感到壓力非常沉重，挫敗感很深，不想念書。

　　我重新與我國中時的內在小孩對話：妳想要的正面意圖是什麼？

　　國中時的我，想要的是肯定存在價值，不是追逐學業名次。我接納國中那個受傷內在小孩，讓挫敗情緒流動，釋放挫敗情緒能量，擁抱國中那個挫敗受傷的內在小孩。當我重新面對惡夢，藉惡夢來釋放挫敗感，讓我能夠重新面對自己過去被否定的感覺，從那時候開始，我未再夢到類似的惡夢──敵人、惡魔。

　　人的行為是朝向某個目標而努力的過程，值得肯定的是「過程」，而不是「結果」，若是發現失敗了，就須修正作法，客觀檢討過程。反過來說，肯定過程中的努力及存在價值，種種試行錯誤的未達目標，有助修正作法。

　　大部分的人會把事件責怪別人，或責怪自己，這樣的話，自己的價值、別人與「問題」糾纏不清，因為責怪別人，會帶來更多糾葛，責怪自己，會造成更多自我傷害。當你不責怪別人，也不責怪自己，學會為自己的生命負責，很自然就可以把「人的存在價值」與「問題」部分分開，而擁有主導權。當我與「被否定」部分分開，願意為自己生命負責，改變自己內在心理制約，就可以擁有主導地位，而不是讓「被否定」部分損傷自我的存在價值。

　　我們自我的存在價值，並不存在於外界事物（例：學業、

事業、金錢、名望……），我們每一個人是獨特個體，這個個體或許不被欣賞或未受到保護，我們依然都會是有價值的人。當未達到目標，並不是要否定存在價值，而是修正作法及心態，當我明白「人的存在價值」與「問題」部分分開，也就是我將「存在價值」與「否定」部分分開，我重新有了動力，去面對否定我的人，看到否定事件，並不是否定我存在價值，我重新與反對的企業成員對話，了解藏匿起來的反對原因是什麼？肯定彼此的存在價值，企業目標重新找到共識，共同完成目標！從此我就不再夢到惡魔追趕我。

我們不想面對、想把它們藏匿起來的人格特質，在夢中可能以小偷、敵人、惡魔等姿勢出現。想要成為完整的人，必須持續的了解我們不想面對、藏匿起來的人格特質，過程中會有痛苦與不快樂，從你所否定的事物，可能會從中發覺別的意義，或充實自己之不足，這個過程需要很大的勇氣。

以前有位男士找我解夢，他夢到有隻蛇攻擊他，他反擊把蛇砍成三段，他從夢境嚇醒！

我問他：有需要把蛇砍成三段嗎？

他說：蛇攻擊我。

我問他：蛇代表誰？誰攻擊你？

他說：家庭衝突。

我問他：有需要彼此傷害嗎？

他開始哭了：不知道如何做！

我引導他跟家庭成員和解對話：你是安全的，我願意友善地跟你溝通。

他發現家人彼此都不能原諒對方。

我問他：學習的功課是什麼？

他又哭了：我需要原諒自己、原諒家人，他送給自己及家人的禮物是撫慰擁抱受傷的自己及家人。

他又回夢中重新造夢，願意原諒自己及家人，重新修復家人關係。

《清明夢療法》（Learn To Lucid Dream）作者克莉斯汀‧拉馬克（Kristen La Marca）提到：

夢中的敵意角色，通常代表破碎的自我，最有建設性的方法就是透過和解對話。

和解對話步驟：

1. 記得你很安全：夢中的小偷、敵人、惡魔，不會對你構成任何生理上的威脅，試著以不同的觀點來看待他們，例如：將威脅的任務視為你的自我，正在受苦或需要幫忙的部分。
2. 表現友善、包容、願意傾聽：直視你夢中人物的雙眼，溫和的語言及動作對待他們，展現出你的溝通意願。
3. 提問：試著了解對方和所處的情境，請夢中敵意角色告訴你，他們是誰？相互了解可以幫忙你，解決這些人物的所代表的心理衝突。
4. 展現同理：告訴夢中人物，你對他們的感受有所共鳴，表達你想擺脫痛苦，展現溫和的關懷。
5. 提供並請尋求幫忙：可詢問對方，我該如何幫你？你能幫助我嗎？
6. 交換禮物：向這個夢中人物致謝和贈禮，像是從口袋掏出什

麼東西送他或問他是否有禮物要送你。

當了解夢境每一個部分都代表自己內心的某種衝突、抗拒、恐懼、無法接受的部分，嘗試與這些無法接受部分自我調解或對話。

將夢中影像，視為你的人格與人生的象徵，經由與這些影像對話互動，你學會如何重新整合自我認同，並擁抱自己的每一個面向，包括你未曾自覺的強項，以及你不喜歡或不重視的部分，可幫助你消解自己認知的「我」與「非我」的分離錯覺，這是體驗自我超越及靈性甦醒的過程。

追趕夢——學會整合自我認同，找回破碎自我，體驗自我超越與靈性甦醒！

《薄伽梵歌》是印度的聖典，簡稱為神之歌（Gītā）。描述了王子阿朱那（Arjuna）與馬伕黑天之間，在戰場上靈性的對話。

在這場對話之後，接著的就是為期18天的戰爭，戰況空前激烈，雙方死傷慘重。國王這一方全部罹難，對方也幾乎只剩下5子存活。這場戰場是由大家兵戎爭奪印度俱盧之野（Bharata Kingdom）的控制權而開始。

印度的阿朱那看見許多親戚朋友在敵對陣營，感到難過而困惑，不願意和他的敵人（親戚朋友）作戰，在戰爭前與黑天對話，所幸馬車的駕駛黑天是克里希納，也就是毗濕奴神（God Vishnu）的化身。

身為一個戰士，阿朱那有責任去作戰；然而做為一個人，他不能對自己所愛的那些人（親戚朋友）發動戰爭。

放棄行動和奉獻精神行動一樣能得到解脫，但奉獻精神行動更容易達到解脫的目的，我們不執著於行動的結果，也不困惑於感官與外物接觸的快樂或悲傷。

克里希納向阿朱那展現了宇宙的形體：一個「神的示現」，面對各個方向，放射千萬個太陽般的光芒，並包含了各種生物及物質，與宇宙為一體的神身。

克里希納請阿朱那學習如何消滅真我（trueself）的敵人──「欲望」、「嫉憤」及「貪婪」，藉由覺悟及啟示，辨別正確和錯誤的行動並奉行，切斷感官的固著，達到至高無上的存在。

《薄伽梵歌》提醒我們：宇宙是一個龐大、有機而神聖的整體；萬有內在神論（Panentheism）「一切皆在我之中」，在任何情況下憶念「內在神性──本體光明」。

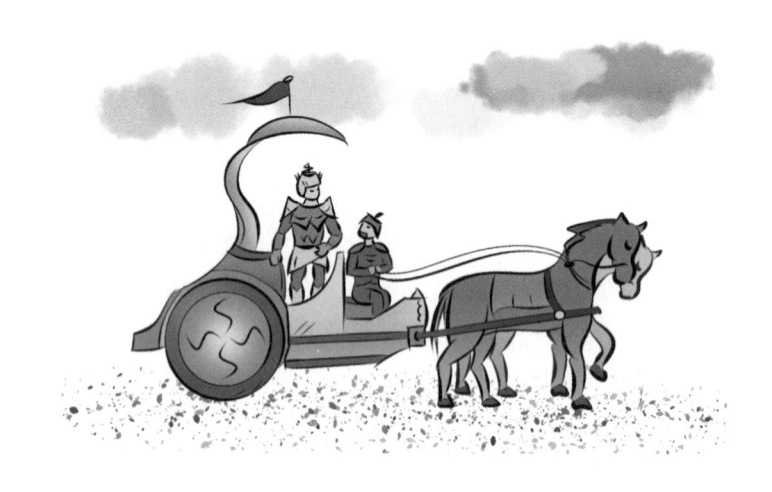

當一位嬰兒做了惡夢，哭泣驚醒過來，發現媽媽微笑地看他，溫暖擁抱他，這個時候即便做惡夢也沒有問題。當死亡來臨時，也憶念「內在神性──本體光明」，以獲得進入永恆無上住所的資格。

練習一：釋放

1. 深呼吸,讓所有緊張,離開你的身體,你的頭皮、前額及臉部。放鬆你的舌頭、喉嚨,肩膀也完全放鬆。你的手臂及手也放鬆了,讓放鬆的感覺延展到你的背部、腹部、骨盆,放鬆到了大腿、小腿、腳、腳指頭,也讓呼吸慢慢地深沉而平緩。

2. 覺察自己的身體,越來越放鬆,你可以採取一個舒服的姿勢,對自己說:「我願意釋放,我放下一切,我放掉所有緊張,我放下所有恐懼,我放下所有憤怒,我放下所有的罪惡感,我放下所有悲傷,我願意釋放一切舊有負面的記憶⋯⋯,我感到平靜,我與自己生命平靜相處,我感到安全。」

3. 重複2～3次練習,感受到釋放後的自在,變得更開放、接受,沒有壓力或緊張。

※心靈隨筆:信任內在直覺或感覺,作紀錄,想寫就寫,想停就停,隨性自由書寫,自在去感覺,沒有對或錯,沒有失敗或成功,只有探索。你看到什麼?你聽到什麼?你感覺到什麼?你學習到什麼?提醒你什麼?你發現到什麼?你的領悟是什麼?自我改變是什麼?請寫下來!

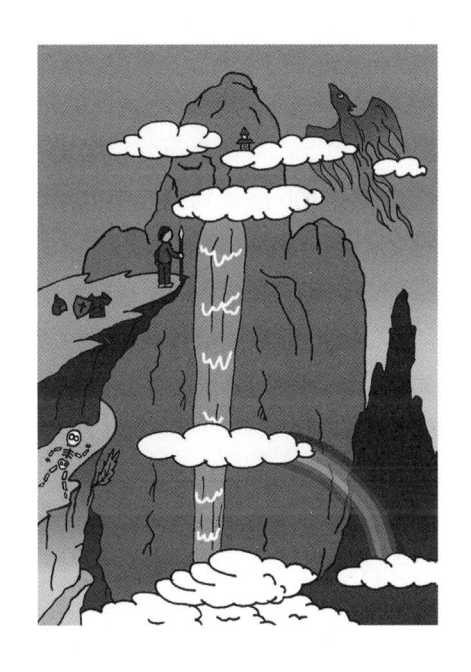

練習二：原諒

採用觀想或者你自己一個人念出聲音來。

1. 深呼吸，閉上眼睛，採取一個舒服的姿勢，平靜坐著。

    說出：「我對不起你……」、「我原諒你……」

    不光是名字，將對方一步一步帶到你面前，這個人的臉、表情、姿態、身影，越來越具體，越來越來清楚，就像在你眼前。

    觀想畫面穩定下來，從心裡對這個人說：

    選擇A：我感覺到傷害到對方

    我對不起你……

    真的真的對不起你……

    請你原諒我……

    請你原諒我，我也原諒你……

    我原諒你，我也原諒自己……

    謝謝你，我現在讓我自己自由！

    選擇B：我感覺到對方傷害我

    你對不起我……

    真的真的你對不起我……

    我原諒你……

    我原諒你，我也原諒自己……

    謝謝你，我現在讓我自己自由！

重複再重複，重複到感受到已經原諒的感覺，你會發現你可以原諒許多事情，如果練習原諒的人有困難，可以重複對自己說：「謝謝你，我現在讓我自己自由！」直到不平之處，漸

感到平靜為止。
2. 將注意力回到自己身上，對自己說：

「我原諒我自己，我現在讓我自己自由。」

同樣再重複幾次，讓卡住能量或痛苦能量流動或說出來。

　　這個練習非常有效，可以每周一次，清潔心中殘留的垃圾，有些經驗很容易釋放，有些需要一點一滴慢慢去除，直到有一天，完全釋放和放下。

※**心靈隨筆**：信任內在直覺或感覺，作紀錄，想寫就寫，想停就停，隨性自由書寫，自在去感覺，沒有對或錯，沒有失敗或成功，只有探索。你看到什麼？你聽到什麼？你感覺到什麼？你學習到什麼？提醒你什麼？你發現到什麼？你的領悟是什麼？自我改變是什麼？請寫下來！

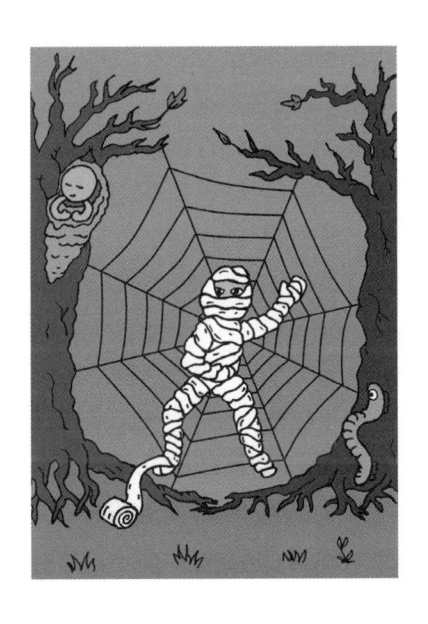

練習三：允許自己更好

你的思維創造你的實相，所以注意任何限制性的想法，學習改掉，告訴自己，無法享有美好事物的思緒，覺察它，放掉它，不讓它變成無意識的盲動。允許自己放掉麻煩、煩惱、允許它離去，給予離去的許可，每個情境都是成長的機會，每件發生的事，讓你更茁壯、更睿智、更充滿愛，一切事情都是引你通往至善，當你接受自己、愛自己，提升振動頻率而吸引更好的事物。接受無法改變的事，並從中領悟出正面的意義，例如：你期待晴天，卻下雨，不去抱怨，而去欣賞雨天的美好，感謝宇宙為了更好原因，而創造出這個變動原因，你會發現更多更好的事。不企圖強迫宇宙，依照你認定方式創造事物，而是明白宇宙以完美方式運作，允許自己更好，接受一切的發生，「就在此刻，允許更好的事，流入生命。」

練習步驟：

1. 安靜坐下，深呼吸，然後想像你正打開心扉，允許更好的事物，流入生命。想某件你可以輕易獲得的事物，例如：微笑。盡可能觀察你在獲得時，各個層面的感受。當你接受它時，你的身體有何反應？你的呼吸、姿勢是否有改變？情緒是如何？你可以強化這種「接受」的感覺嗎？

2. 專注在這「接受」的感覺上，內心邀請更好的事物而允許它們來臨，想像你正接受宇宙的恩賜。注意自己的接受容量，並且更開放接納更多、更美、更富足的一切。

   在你生活領域，向嶄新的思想，和諧的情緒，身體健康與富足開放。當你這麼做，你就與宇宙的富足合而為一。

3. 當你吸引來這些美好事物，想像自己正為它們創造空間。想

像自己正開啟身上的能量,為這些美好事物,創造可容納的空間。

4. 想像宇宙正傳遞給你,一個充滿生命能量與富足的聖杯。當你準備享有更多美好、更多富足,就可飲用它,盡可能歡飲。當你回神過來之後,感覺心胸更開放,接納更多更好,並確定你已準備享有它。

　　這個練習,注意你的感覺,如果你感到抗拒、猶豫,無法接受自己,愛自己時,那麼前面練習:釋放、原諒,可再做一次,或每日晨起時練習一次。

※**心靈隨筆**:信任內在直覺或感覺,作紀錄,想寫就寫,想停就停,隨性自由書寫,自在去感覺,沒有對或錯,沒有失敗或成功,只有探索。你看到什麼?你聽到什麼?你感覺到什麼?你學習到什麼?提醒你什麼?你發現到什麼?你的領悟是什麼?自我改變是什麼?請寫下來!

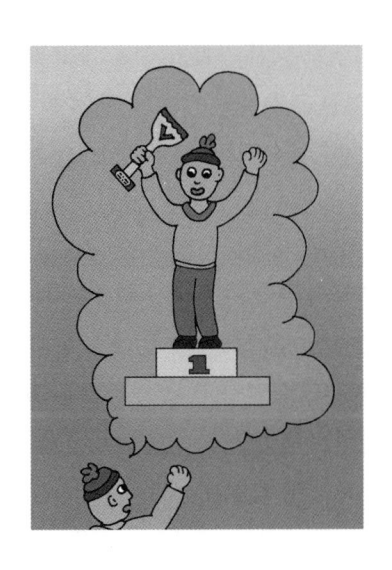

七、藉由夢來療癒

　　想要認識自己，需要選擇適合自己的修練方法，建議從修練夢開始，心可以專注於夢的修練，培養穩定的覺知之後，再來做睡眠修練。

　　夢把我們內心心理習氣的活動投射出來，並且認為自己的體驗是真實的，這心理習氣往往深深埋在童年或更古老時代。

　　在童年成長中，我們內在情感需求，多多少少都曾經受過傷害，無法隨著年齡成長而長大，我們帶著這一份遺憾，不自覺地轉向戀愛、婚姻的對象及自己的子女，甚至工作夥伴，期待從他們身上，彌補自身的失落與遺憾。如此「關係」中充滿了控制和依賴，於是出現了「障礙」，當我們憤怒和悲傷時，是否覺察到表達情緒的方式，竟像三歲孩童般的無厘頭？是否知道童年每個傷害、每個拒絕、每個痛苦的訊息，都會儲存起來，使得能量阻塞，然後經由生活事件或夢來傳達？

　　然而夢中無厘頭的劇情，實在不懂潛意識在傳達什麼？

　　夢中的感覺是潛意識的語言，可覺察夢中情緒、感覺或醒來身體的感覺是什麼？

　　通常我們不會重視夢傳來的訊息，真正的答案，除非你自己願意面對自己，學會靜默、聆聽，真心寬恕與原諒未觀照的地方，才不會造成往後日常生活的不平衡及障礙。

　　我舉一個文龍案例來說明：

　　文龍是一家股份有限公司的經營者，做事認真、頭腦聰敏、待人親切、能力高超，然而因另一部門的合夥人拖垮公司，造成負債累累，全部由文龍一人承擔。因合夥的關係，需負責連帶保

證人的責任，所以接二連三的種種負債問題相繼而來，這樣情形至少五年了。

　　在我引導文龍的過程中，他表現的態度及行為是如此地從容、完美，而且表示他能處理這些困難，我無法找出任何破綻之處，所以，我問他：「這樣情況，是你要的？」他回答：「當然不是。」我又再度問他：「如果事情可以轉化，願不願意轉化！」他回答：「當然願意！」

　　經過上述與文龍探索時，發現他有一個堅強的個性，對矛盾給予合理化的解釋，所以，我決定直接從「夢」著手，夢是潛意識的訊息，「夢」會浮現出被壓抑、被排擠、被忽略的感覺。

　　我們都知道「夢的內容」會被濃縮、改裝，而「夢境的感覺」，卻可維持原狀不變，夢可能會呈現出，源自幼童或更早期的壓抑的力量，如果讓這些力量突破到意識層，則會產生一種釋放與療癒的效果，而不是讓它在潛意識重複製造問題、障礙、疾病、意外……等種種困難，而當事人竟不自覺。

　　我問文龍：「近日有無作夢？」他回答：「有一個鮮明清晰的夢。」

　　夢境：四肢被壓制著，無法做任何事，動彈不得的感覺，甚至四肢麻痺。

　　夢境的感覺：四肢麻痺、很累的感覺。

　　身體部位：從後腦發出來，四肢麻痺、很累的感覺。

　　接著下來，我重複引導文龍，做記憶回溯：這種四肢麻痺、很累的感覺，有無類似的感覺，最早是何時發生？它緊隨著什麼感覺？更早的感覺？

類似的感覺→第1層→第2層→第3層→……「最早的感覺」

21歲：成年的文龍在金門前線當排長，有一位在黑社會出身的部屬，很不聽話，甚至逃兵，他被激怒了，對空中鳴槍以示警告，覺得很累！

3～4歲：陪父親喝喜酒，客人好心夾肉給他吃，然而童年的文龍就是不喜歡吃肉，就在喜宴上拒絕客人，文龍的父親認為這是一種不禮貌的行為，回家之後，痛打文龍一番，打到四肢麻痺的感覺，文龍心想被打死算了！

當進行到此階段時，文龍突然一直嘔吐，覺得頭很痛很痛，無法再進行下去，所以就暫停休息一段時間。過了一段時間後再引導如下：

文龍的上古時代：文龍是地球的人類，被外空人射出的東西，直接從後腦及左腦切下來，當場腦部出血，非常非常痛，痛到無法承受……最後近乎麻痺而死。

文龍經由療癒夢，經歷至痛的感覺之後，竟然身心覺得很舒坦，生活也變得更順暢。

你有興趣「藉由夢來療癒」嗎？

生命像剝洋蔥，一層一層剝開全部制約，一路剝到底。

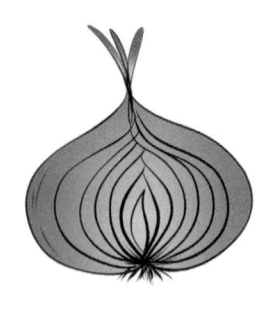

練習：療癒夢

1. 調整你的姿勢，讓自己處在一個放鬆的狀態，做幾個深呼吸，將注意力集中在你的呼吸上，將清新的空氣吸入，觀察你體內哪一部分是緊張、不安的。當覺察到時，請將空氣溫柔地帶到那兒，給它一個愛的訊息，對它微笑，多練習幾次，讓身體的緊張、不安，放鬆下來。

2. 問自己，惡夢的感覺是什麼？夢境的感情是什麼？

   身體哪個部位感受到類似感覺？

   有無類似的感覺，最早是何時？

   它緊隨著什麼感覺？更早的感覺？

   類似的感覺→第1層→第2層→第3層→……「最早的感覺」

   最早經驗到傷痛，是幾歲？

3. 閉上眼睛，深呼吸，進入內在，去察覺那個最早受傷感覺是在幾歲。

4. 當找到那個最早受傷的內在小孩，面對受傷的內在小孩，跟他道歉，溫柔對待，愛的擁抱，你可以將受傷的內在小孩與你的存在一起療癒，將你的內在充實起來。

5. 當已療癒好了，允許內在小孩與自己整合成一體。

※心靈隨筆：信任內在直覺或感覺，記錄「練習：療癒夢」的心得，想寫就寫，想停就停，隨性自由書寫，自在去感覺，沒有對或錯，沒有失敗或成功，只有探索。你看到什麼？你聽到什麼？你感覺到什麼？你學習到什麼？提醒你是什麼？你發現到什麼？你的領悟是什麼？自我改變是什麼？請寫下來！

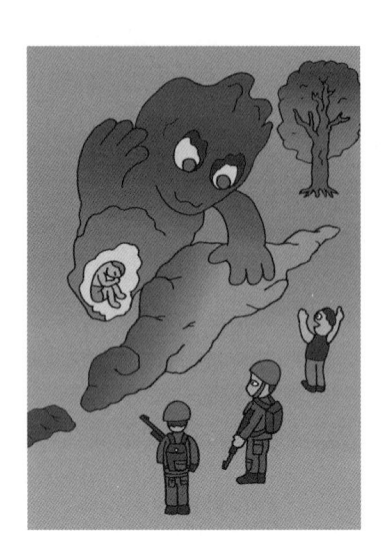

八、從散亂的心,學習返回當下

你習慣於散亂的心嗎?散亂的心通常是想逃避當下讓我們不舒服的情境。例:無聊、挫折。

散亂的梵語是「vikṣepa」,「ṣe」是丟之意,「vi」是亂丟。把心亂丟,有散亂之意。即心沒有安定下來,有發現自己有散亂的經驗嗎?

腦中雜念妄想不斷浮現,停不下來嗎?

心裡散亂,靜不下來嗎?

不是回憶過去,就是想像、計畫未來,忽視當下嗎?

是否在情感上依賴他人?例:母親、父親、配偶、老闆⋯⋯。

我會對誰或何事,有很多內在衝突嗎?

是否金錢或關係,常在你腦海中盤據嗎?

我會對誰或何事,有執迷的想法嗎?

我習慣逃避當下不舒服的情境嗎?例:無聊、挫折⋯⋯。

為何會產生散亂及分心,通常有二個原因:

1. 被外境帶走:眼睛所看到、耳朵所聽到、鼻子所嗅到、舌頭所嘗到、身體所接觸、念頭所想到。由感官(眼、耳、鼻、舌、身、意)當家做主,被感官帶走。
2. 內心迷惑:內心充滿貪愛、愚痴、恐懼、憤怒、憍詆、嫉妒、懷疑、擔心⋯⋯。

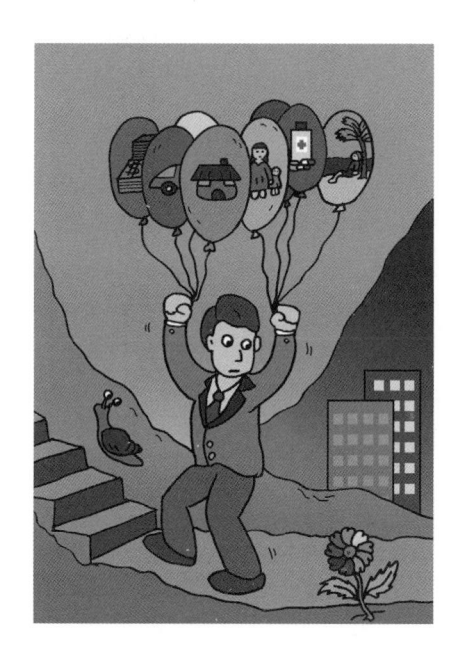

老子《道德經》:「載營魄抱一,能無離乎!」「載」是承載,「營」代表人的精神,「魄」代表肉體,即你承載你的心神與肉體

調和一致,不使向外馳放,心神專一抱攏不離,精神向內自守,智慧自然生。

《道德經》的「抱一」章:「聖人抱一為天下式。」是說德行完美的人,能篤守心神合一的自然之道,可以作為天下的楷模。從老子道德經所述及,需要培養精神專一及平靜的心。

指導人開發潛力、學習與教學的專家漢娜（Hana Moravčíková）提及,專注力是將注意力集中在單一思想或主題上,排除其他干擾因素的能力。它就像肌肉一樣,越訓練就越強。專注力對於生活非常重要,維持健康的生活方式:定期運動、定時入睡和每晚保持足夠睡眠時間,都有助提高專注力,改善記憶、提升生產力。

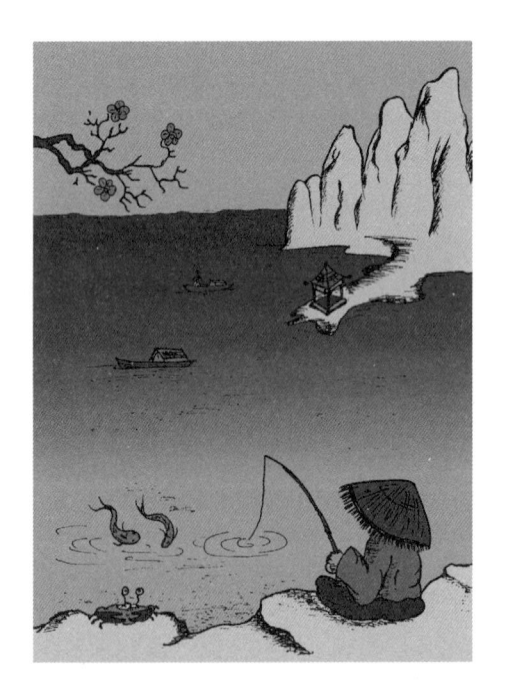

培養精神專一的方法

1. 注意身體健康：運動、飲食的調理、充足睡眠。
2. 排除散亂、分心的因素：寫下散亂、分心追蹤表。範例：

時間	散亂／分心項目	反省
周四下午3～4點	周四趕寫隔天計畫，報告寫不完，所以需要加班到晚上11點才完成。	面對報告有壓力，一直拖延拖到最後一天才做。面對寫報告計畫，提早三天前來寫計畫（設定期限時間表）。先把時間預留下來，專心按照時間表操作。
晚上11點	準備睡覺，卻看網路新聞到凌晨1點左右。	想了解一下最近新聞！將看新聞時間移到午餐或晚餐後，限定15～30分鐘（設定期限時間表）。

3. 一次只做一件事，培養專注力：持續練習，養成技能！
4. 定期休息：讓大腦放鬆，例：散步、休息、看電腦設定每35分鐘休息一下。
5. 充足睡眠，睡前萬緣放下，身體放鬆，思緒放空。
6. 培養專心而持續地進行活動，不受到外在環境——對視覺、聽覺及觸覺等的干擾之能力。
7. 不評斷、放下期待與想法，友善、仁慈、接納當下發生的情境。

　　常常我們的身體在當下做一件事情時，心並沒有在當下，因為身心沒有真正統合一致，所以做出來的事情，就會讓自己覺得後悔，當那個後悔事情做完，又會在下一刻，想著上一刻有哪些事情做不好，那麼下一刻自然也做不好。

　　心繫一境，別想東想西，覺知心在胡思亂想時，就輕輕地帶回到呼吸的一吸一吐之間，直接去經驗呼吸，而不是執著根深柢固的思想和概念，先不去批判、不去比較、不去分別、不去預

測,在生活中練習專注於當下活動。

「心繫一境」即心念反覆地停留在某一個心境上,專注當下活動,例如:工作就是工作、走路就是走路、吃飯是否覺知吃飯,吃完一口後,再吃下一口,對身體更加敏銳了。

覺知念頭及呼吸,學習返回當下的方法:

1. 面對紛飛的念頭,不迴避它,正視它,和平共處。
2. 覺知到心在胡思亂想、散亂,就輕輕地把它帶到呼吸的一吸一吐。
3. 覺知到過去和未來,不過是當下呼吸的一吸一吐,解脫時間的束縛。
4. 覺知到沒有任何事物,可以執著、抓取,因為一切都在一吸一吐剎那間變遷。
5. 平靜的心,專注呼吸的一切起伏的狀況,轉變就在平靜與修練中完成。

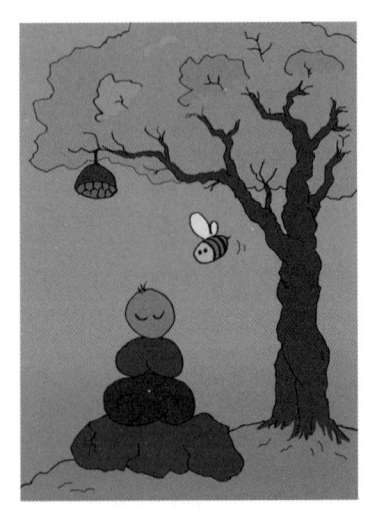

練習：覺知念頭及呼吸，返回當下

1. 把你的身體，集中注意力從你的感官——你的眼、耳、鼻、舌、身，從外界一個一個收回來，回到當下的一吸一吐之間，不論你的眼睛，現在看到了什麼？你的耳朵，現在聽到什麼？你現在身體覺得冷或熱？你現在聞到什麼味道？感覺你的每一個感覺，把它拉回到當下的呼吸，一吸一吐之間。

2. 練習直接經驗事物的本然，先不去批判，不去比較，不推測或不預期，不視「事物」是「我」、「我的」、「我所有」……。

   例如：很多時候，眼睛看著現在的人，可是腦海裡卻浮現許多其他的對話、影像，把當下的焦點模糊取代了。

3. 培養覺知狀態，在靜態中覺知呼吸，一吸一吐，在動態中覺知當下的身體或當下的活動，例：起床時就覺知起床、盥洗時就覺知盥洗、吃飯時就覺知吃飯……等活動，覺知到整個活動過程，並沒有人在起床、盥洗、吃飯……，而是呼吸、意念、移動、品嘗、接觸、感覺，覺知過程的形成與消失時，是在一刹那間發生，沒有任何事物，可以抓住你，或你可握住什麼，一切事物都在刹那間變遷。

4. 培養平靜、放鬆、放空的呼吸。可在睡前及醒來5～15分鐘，做平靜、放鬆、放空的呼吸法如下：

   (1) 全身放鬆：睡前及醒來仰臥於床上，雙手自然伸直，全身放鬆，手掌朝上。

   (2) 腹式呼吸放鬆法：睡前及醒來時口閉，身體不動，覺知呼吸一吸一吐。

   鼻子吸氣時，覺知腹部鼓起，腹部像氣球般鼓起。

鼻子吐氣時，放鬆放空，把積存腹部空氣吐出，腹部凹陷如漏氣的皮球。

吸氣時，覺知氣的震盪，

吐氣時，放鬆放空⋯⋯。

重複這樣一吸一吐，

吸氣時，覺知氣的震盪，

吐氣時，放鬆放空⋯⋯。

重複這樣一吸一吐⋯⋯。

吸氣時，覺知氣的震盪，

吐氣時，放鬆放空⋯⋯。

重複這樣一吸一吐，將氣調柔、調順、調細，思緒放空，慢慢地進入平靜、放鬆、放空的心。

如睡前這樣做，很容易就睡著了。

如睡醒這樣做，觀照一吸一吐，會讓白天精氣神充足，準備一天的開始。

※**心靈隨筆**：信任內在直覺或感覺，記錄「練習：覺知念頭及呼吸，返回當下」的心得，想寫就寫，想停就停，隨性自由書寫，自在去感覺，沒有對或錯，沒有失敗或成功，只有探索。你看到什麼？你聽到什麼？你感覺到什麼？你學習到什麼？提醒你是什麼？你發現到什麼？你的領悟是什麼？自我改變是什麼？請寫下來！

九、「當下」的時間結構

早期西方天主教的神學家、哲學家奧古斯丁（Augustine，354～430）提到：「這些都只在靈魂中出現，別的地方看不到：過去的事在記憶中出現，現在的事在直覺中出現，將來的事在盼望中出現。」

生活型態特質，取決於我們內心對時間概念的不同，例如：我們對於周遭的人，常會有這樣的觀點：「阿花總是活在過去。」「張三滿腦子想的都是未來，從不停下來享受生活。」或者：「小真只是為今天而活，對未來一點概念都沒有。」

「過去、現在、未來」的分割，讓我們把時間分裂為片段，無法體驗到永恆的經驗。當能超越「過去、現在、未來」的分割，在「當下」回顧過去而走入未來，了解「當下」是在「現在」中，包含「過去」和「未來」，才是生命的完整時間結構。

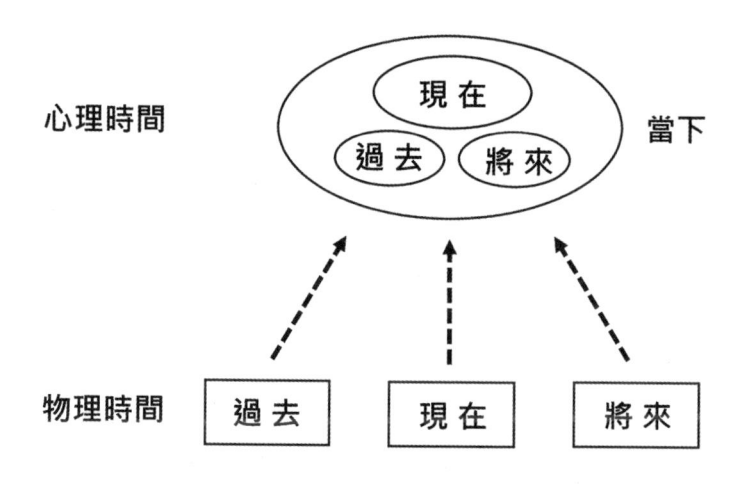

資料來源：《老子恆道哲學真義》，王文隆博士著

過去、現在、未來，都是生命的一部分，要了解過去，也須了解當下及未來。但是，我們不能只拿生命的一個片段，用這一個片段活著，可是大部分人都是這樣。有些人活在過去，有些人活在現在，有些人活在未來，你是否自我察覺與自我了解？你是活在生命的片段裡？還是活在完整的生命裡？

　　有些人一直活在過去，過去的種種太美好，一直不願意面對現實、真實的面貌，或者過去太傷痛，沉溺於過去的傷痛而無法自拔。

　　有些人喜歡活在現在，是因為昨日種種太沉重、太累了、太重大了，逃避過去種種，所以現代人說：「要完完全全活在現在，不管明天，只管為今天而活，生命總是這麼苦，一天的苦與惡已經夠了，所以要完完全全為每一天而活，過去都忘了吧！」這顯然是一種絕望的哲學。

　　只有完全了解過去種種，你才能穿越過去種種，讓過去不再成為你的制約。這種了解，不僅了解每天上班、求知、產生反應的意識心；也了解產生情緒反應的某個念頭、想法、身體感覺、精神狀態、內在圖像、內在聲音等潛意識的心。潛意識的心裡面，埋藏了家庭、團體、家族歷代的傳統，也埋藏了巨大的悲傷、恐懼，以及不願意面對的歷史，這一切就是過去，就是你。你必須了解這一切，過去種種是你身上的制約、貪婪、悲傷、嫉妒、焦慮、絕望和挫折，這一切都捆綁著你。

　　未來有未知的因素，我們面對未知，會有恐懼，我們一向只愛自己確定的東西，不愛不確定的東西，然而，我們不必赤手空拳等待事情發生，此時此刻，我們就可以面對未來，開始接受與面對不確定的恐懼，我們就可以全心全意心平氣和接受當下。

事實上，大部分的人都會關心過去的種種，活在未處理的記憶裡，或活在未來，編織著美麗的幻想，而不願面對真實的現況，到最後一事無成。

意義治療與存在主義的創辦人維克多・弗蘭克（Viktor Emil Frankl，1905～1997）認為：如果我們對未來有強烈的盼望，可克服現在的焦慮、失望與無助。

然而過度對「未來」有強烈的盼望或對「過去」極度誤解，都會失去「當下」的真實性。「活在當下」是保持人生的意義，不過度執著過去，了脫過去制約；對未來有盼望，而不過度幻想；不是機械般的行動，而是活生生地體驗事物！

「當下」是永恆整體的時間概念，「活在當下」就是保持不分割的整體結構，肯定過去已發生事實，穿越過去種種，盼望未來發生事實的價值，接納真實現在，了解生命的完整性，那是過去、現在、未來的綜合，那是一種「永恆」的契機，這裡面有非凡的美，深度的愛與合一的寧靜。

在「當下」是永恆的，是整體的，是連續性的，是含過去、現在、未來，一起往未來方向移動，時間移動時候，「當下」整體內部也一直在變化。

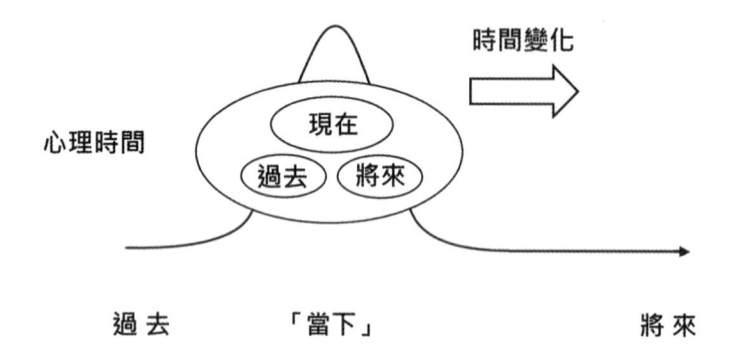

```
                    時間變化
              現在    ⇒
心理時間    過去 將來


過去      「當下」         將來
```

資料來源：《老子恆道哲學真義》，王文隆博士著

十、記錄夢境、孵夢、編織夢

（一）夢境的紀錄

　　生活及夢境日記內容：

1. 日期。
2. 入睡時間及起床時間。
3. 身體感受及夢境內容、感受。
4. 昨天活動、昨天感受。
5. 覺察反省。

帶給你什麼樣的禮物？

發現它正在提醒你什麼？

讓你領悟明白到什麼？

自我改變是什麼？

感謝這一切的發生與恩典！

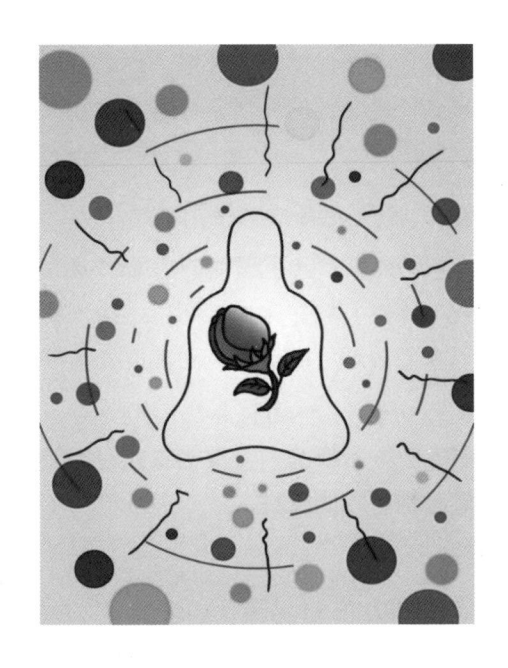

　　如果可以的話，將你的夢境記錄或彩繪下來，你會發現到一段驚奇尋寶的過程。有時夢相當模糊、片斷、破碎，甚至記不得，就不用理會它，如果不記得夢，可以記錄醒來時身體的感受，昨天活動及感受。

　　任何你想畫下來的夢境，就完全信任內在的直覺，不用考慮畫得像不像，真不真實，好看不好看。用你不慣用的手來畫

（如：慣用右手寫字，就用左手來畫），請不用思考，自由自在書寫，自由自在隨意地畫……。

※心靈隨筆：夢境紀錄、夢境繪畫有什麼心得或感想？

信任內在直覺或感覺，想寫就寫，想停就停，隨性自由書寫，自在去感覺，沒有對或錯，沒有失敗或成功，只有探索。你看到什麼？你聽到什麼？你感覺到什麼？你學習到什麼？提醒你是什麼？你發現到什麼？你的領悟是什麼？自我改變是什麼？

（二）如何孵夢

所謂「孵夢」，就是從夢中求得指點迷津。

想從夢中獲得解答，可在睡前想好要作夢的方向或內容，記錄在筆記本或字條上，放在床邊，記下之後，就讓頭腦完全清空，不再想它，身體放鬆，準備進入甜美夢鄉，夢會給你訊息。

《金剛經》四句偈：「一切有為法，如夢幻泡影，如露亦如電，應作如是觀。」不管夢的內容及結果如何，無須在意，順其自然，生命自然有祂巧妙的安排。

（三）如何編織夢？

一株很棒的植物，它可以開花和綻放全然顏色，不必擔心花朵會掉落，請允許純然生命、愛和喜悅散播出去！它充滿各種的可能性，歡迎蜜蜂、蝴蝶、小鳥來分享，豐富想要的未來。

內心的想法和感覺，創造外在世界的事件、物質與人際關係，出現在生命中的每件事物，相對應的想法或感受為源頭，觀想自己擁有想要的未來，與「想要創造的結果」，宇宙會與你一同運作，允許你的心智，聽從宇宙的指示，專注於清晰、正向而深具創造的思維，運用想像力，將想要的未來，轉化為圖案、顏

色或某種感覺，你可以想像這些圖案、顏色或某種感覺，變得更美麗、開放而和諧。

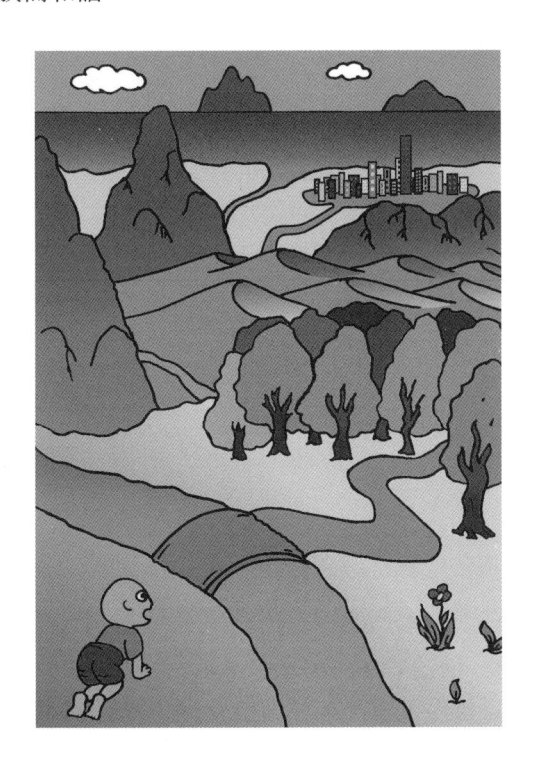

確認一下是否肯定信任自己，「明白了現在我已擁有富足的一切，我是一個充滿愛而開明的人。」一個令人期待的未來，必定具備了某些良好的條件，以下練習，可以協助我們豐富想要的未來。

練習：編織未來的夢

1. 當你想著下列這些條件時，腦海中會浮現哪些對應的顏色？

你可以加上一些其他的條件,然後每個條件都選一個顏色代表。

條件	顏色
⑴身心健康	
⑵心情平靜	
⑶家庭美滿	
⑷經濟無缺	
⑸精神生活	
⑹人際關係	
⑺	
⑻	
⑼	
⑽	

2. 當你放眼未來,你看到這些顏色,都好像綁辮子一樣纏繞在你的未來之中,例如:健康是綠色做代表,你看到未來中有一道綠光。

3. 當你把這些要件,放入未來之後,注意一下,現在自己感覺如何。如果有需要的話,現在就可以進行增加或刪減的工作,直到你對自己的未來,看起來完全滿意為止。

※心靈隨筆:「練習:編織未來的夢」有什麼心得或感想?

　　信任內在直覺或感覺,想寫就寫,想停就停,隨性自由書寫,自在去感覺,沒有對或錯,沒有失敗或成功,只有探索。你看到什麼?你聽到什麼?你感覺到什麼?你學習到什麼?提醒你是什麼?你發現到什麼?你的領悟是什麼?自我改變是什麼?請寫下來!

貳　清明夢

一、如何作清明夢？

　　一般人在作夢時，並不知道自己在作夢，彷彿真實事件的發生，如果作夢時，知道身處夢中，這時候所作的夢，稱為「清明夢」（lucid dreaming）。

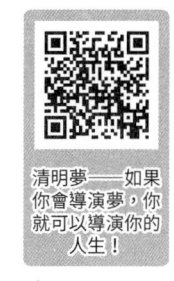

　　第一個與清明夢有關的記載是亞里斯多德的《論夢》（On Dreams），在文中指出：「有時當一個人入睡時，會有某個東西在意識中宣告自己看見的，不過是夢。」清明夢的過程，可依作夢者，對夢的情節推理，在夢中獲得解答謎團。清明夢者，可自由控制夢境的內容和情境，按照自己的意思來作夢，於戲劇中演出，自行改編情節。

　　能夠隨心所欲產生清明夢的人，通常情緒及身心平衡感，會比一般人好，一般人如果經過訓練，仍然可以產生清明夢。如果分析正在進行清明夢的腦波，會發現有α波的存在。

　　α波是人在放鬆而且心情穩定平靜時，才會出現的一種腦波，所以推定，當清明夢出現時，腦部是處於放鬆而平穩的狀態。例如：夢見自己在溺水，而作夢者意識到原來自己在作夢，那麼水中的人，仍可自由呼吸，又如：當夢見自己作業繳不出來，而被老師斥罵時，如果作夢時，知道自己在作夢，可告訴自己：「這只是個夢」，便不會覺得難過，因清明夢者，可意識改變其夢境內容，常用來治療做惡夢的人及其他可行性的治療。

　　睡醒後，練習產生清明夢的方式，如下步驟：
1. 清晨從睡夢中自然清醒。

2. 清醒後，回想自己所作的夢並加以記憶、記錄。
3. 可告訴自己：「下次作夢時，會知道自己在作夢。」
4. 閉上眼睛，回想作夢時的情景。

以上方法，可進行自我訓練，如果順利的話，很快就可以做「清明夢」。在奧地利的一位生理學家奧特·雷維（Otto Loewi，1873～1961），花了30年的時間，研究人體神經末端處的興奮傳達現象，然而他所建立新的理論，未受到當時的重視。為了證明自己的假設，他無時無刻找尋證據，不斷地進行實驗，然而一直到1920年，他尋找的證明方法，竟出現在夢中。當時他夢見自己正以活體青蛙的心臟來進行實驗。於是他從床上起身，立刻著手進行相同的實驗，從實驗中，終於為自己所建立的神經興奮化學傳達論，找到了證明，在1936年因發表了科學性傳達論，而獲得諾貝爾獎。

「藉著夢的幫助，而獲得諾貝爾獎」，這個例子，就是按照作夢者的意思作夢，創造出令人滿意的結果。

1980年代史丹佛心理學家史帝芬·賴伯格（Stephen La Berge，1947～），自幼就有清明夢的經驗，以科學方法研究清明夢，實驗清明夢的結果，記載在1985年出版的《清明夢》（Lucid Dreaming），成功刺激起討論清明夢的熱潮。

根據美國心理學會（American Psychological Association，APA）代表國際夢研究協會出版的期刊《夢》（Dreaming）指出，人是可以透過日常訓練，增加自己做清明夢的機會。

科學家將受測者分成下列3組：
1. 現實生活測驗組：平常多觀察生活周遭的環境，在睡夢中可

以找出不同的地方,藉此分辨自己是不是在作夢。
2. 醒來後再睡回去組:睡了5小時後醒來,只有清醒一下,立刻睡回去的話可以更快進入快速動眼期,這時期也是夢境發生的時期。
3. 清明夢記憶術歸納法組:睡了5小時後醒來,只有清醒一下,並且要不斷提醒自己:「待會睡回去要記得我在作夢。」

　　實驗結果也證實,這三項技巧的確能提高清明夢的機率,尤其清明夢記憶術歸納法組。

整理重點:產生清明夢有四種方法

1. 清晨從睡夢中自然清醒:記錄及提醒自己,作夢時會知道自己在作夢。
2. 現實生活測驗法:養成在平常多觀察生活周遭環境的習慣,依此習慣在睡夢中可以找出與生活現實不同的地方,藉此分辨自己是不是在作夢。
3. 醒來後再睡回去法:睡了5小時後醒來,只有清醒一下,立刻睡回去,可以更快進入快速動眼期,這時期也是夢境發生的時期。
4. 清明夢記憶歸納法:睡了5小時後醒來,讓自己清醒兩個小時後再回睡,並且要不斷提醒自己:「待會睡覺時,會記得我在作夢。」

　　如果你想要睡到自然清醒,有充足睡眠,可以採用第1種方法。然而還是需要培養規律起床及用餐時間,定時入睡,限制賴床時間,配合晝夜節奏,有強烈動機想要有清明夢,養成健康睡眠習慣。如果沒有規律起床及用餐,定時入睡,任意讓自己睡

到自然醒，會發現越睡越晚起，偏離大自然節奏。

如果你平日都需要上班，需要注意睡眠時間是否足夠！可安排在非上班時間，做清明夢記憶術歸納法練習。

平日培養觀察生活周遭環境的習慣，可做白天生活及夢的日記，可強化睡夢中找出與生活現實不同的地方，分辨自己是不是在作夢。

練習：安排時間做清明夢

增加做清明夢的頻率，就是重新安排睡眠時間。

例：平常睡到早上6點起床，請提早2小時到清晨4點起床，並保持清醒2小時（4點到6點）處理任何必須做的事，然後再回到床上睡，在延後的兩小時睡眠裡會出現更多快速動眼期，清明夢的發生機率就會增加，卻不需要多花時間在睡眠上。

1. 調鬧鐘：鬧鐘設定在比平常起床時間早2小時，並在正常時間睡覺。
2. 鬧鐘響時，請立刻起床，維持2小時清醒，隨意做想做的事，再回去睡覺。
3. 專注於清明夢的意念：回床睡覺前30分鐘，提醒自己：「待會睡回去會記得我在作夢。」
4. 回到床上，練習做清明夢，至少給自己兩小時睡覺時間：請確保接下來2～3小時睡覺，是處在安靜不受干擾的環境。

※心靈隨筆：有什麼心得或感想？學習、領悟、明白、反省的內容是什麼？請寫下來！

二、清明人生、清明夢的七個階段

　　人經常受到心理習氣的設定與運作，處在像動物狀態，最後變成物質狀態，被物質世界所束縛。曾經想過這一輩子，可以達成怎樣存在狀態嗎？

　　看看自己在夢中狀態，就會明白自己在哪個存在狀態？

　　我們可以追求更高的存在狀態嗎？

　　如果我願意，有辦法往更高存在狀態嗎？

從束縛到自由有七個階段

第一階段：我願意成為能夠溝通的人，真誠為自己與他人溝通。

第二階段：我能夠辦識問題真正來源，並看到問題的根源。

第三階段：我願意釋放自己與他人的傷痛、敵意與苦難。

第四階段：我願意脫離心理習氣固著狀態，我知道自己是有能力辦到的。

第五階段：回到自己的身上，找回自己的力量，知道自己是有力量的。

第六階段：生活像一面心靈的鏡子，讓自己從無意識慣性——記憶軌跡中解脫。

第七階段：當自己不被過去的煩惱困擾，就進入一種自由的存在狀態。

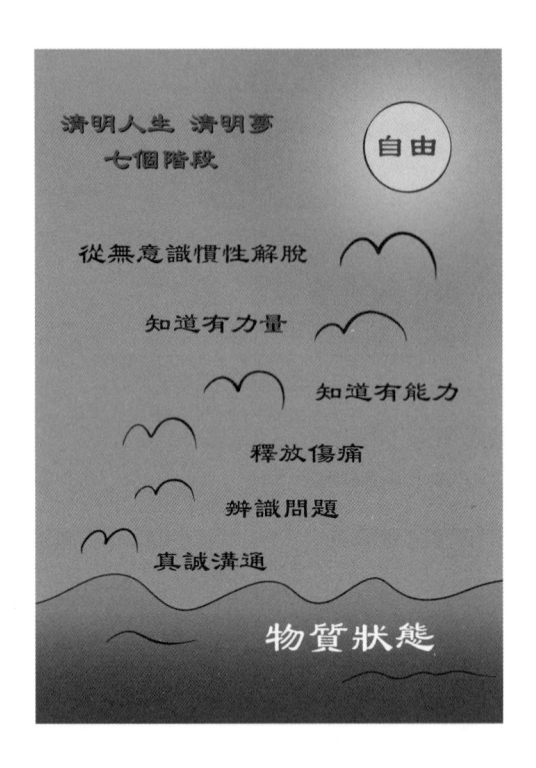

[圖：清明人生 清明夢 七個階段
自由
從無意識慣性解脫
知道有力量
知道有能力
釋放傷痛
辨識問題
真誠溝通
物質狀態]

可以核對自己的感覺

1. 你是否受到生活情境的影響？
2. 你是否陷入貪求、恐懼的情緒？
3. 你能理解、覺知情境的反應嗎？
4. 在不同的情境之中，你能保持穩定的覺知嗎？

當我們能理解物質世界的發生原因，並且清楚知道及體驗內心、身體、心理習性、能量的運作，那麼就能改變那些體驗，避免那些不利的體驗，重新創造有用體驗，這就是清明人生、清明夢的精華秘訣！

清明夢案例

2023年12月27日我做了一個夢：溺水。

我掉入水中，然後整個身體往下沉入水中，我的上半身與水接觸的感覺，很清晰，很真實感！很滑、有下墜感！

第一瞬間：我感到恐慌，感到可能會無法呼吸，我告訴自己：放鬆放空，讓身體浮到水面上。如果身體無法浮起來，就接受死亡，明光會出現！放下一切，進入明光！

第二瞬間：我意識到這是一場夢，我知道我正在作夢。我從水中飛向天空，然後旋轉身體，進入光中！

夢醒後，我對此夢做了自由聯想及生活連結：

6歲時去奶奶家玩，下雨掉入廢棄未用的大坑滅頂，被救起來，昏迷3天！

26歲去花蓮泛舟，掉入溪中喝了好多水，被救起來！

我發現到以前5歲及26歲的溺水創傷記憶，經由此次的夢，做了完整釋放恐慌的感覺！

我學習到下墜與向上飛是一體，提醒我生命無常，需把握此生修練，讓我清楚明白辨識夢兆，釋放恐慌，跳脫舊有慣性，我知道我有能力及力量朝向光明！

三、記得你正在作夢

清明夢簡而言之，「夢中知夢」且接近「完全自主」的狀態。

一般人大部分時間被心理習氣綁住了，心無法自主，想要夢中知夢，記得你正在作夢，當產生情緒、衝動、看到令人著迷的美麗事物，務必從體驗中退出一步，提醒自己：「這是一場

夢。」想要知夢，先要跳出心理習氣，心理習氣會把自己關在狹窄及死板的重複運作規則，形成固執成見。

(一) 成見

我講一個故事：成見。

荷葉從莖裡冒出來，張開葉片，就看到自己胸前的一粒晶瑩的露珠。

荷葉就問：「你是誰呢？怎麼會來到我的胸前？」

露珠說：「我叫露珠，是夜裡水氣的凝結，偶然留在你的身上，我馬上就要走了。」

荷葉：「你為什麼要走呢？」

露珠：「喔！我也不想走，但過一會兒太陽出來，我就會化成水氣飛到天上去了。」

正當小露珠說話時，陽光來到了荷花池畔，一眨眼時間，就把露珠化為水氣，帶走了。荷葉感到孤單，四處尋找露珠的蹤影，不論它多麼努力，再也看不到露珠。

第二天清晨，荷葉張開眼睛，看見了露珠，開心地大叫起：「嘿！露珠，你又來了，我很想念你呢！」

露珠很訝異地說：「不會吧！我又不認識你，我是從昨夜的水氣生出來的，今天偶然留在你的身上，你可別認錯了！」

露珠滾動著身體，陽光照耀在它的身上，映出一道美麗的彩虹，一轉眼就消失了。

荷葉感到非常迷惑，因為眼前的露珠和昨天的露珠，長得一模一樣，名字也一樣，暈出的彩虹一樣，連化去的時間也一樣，為什麼露珠不肯承認它是昨天的露珠呢？

日子一天一天地過去，荷葉變成大荷葉，每天清晨，總有一粒晶瑩剔透，一模一樣的露珠來拜訪，奇怪的是，沒有一粒露珠承認自己是昨天的露珠，更別說承認自己是「最初的露珠」了。

荷葉長大了、變老了，它一直知道自己是當初的那片荷葉，也記得第一次看見露珠的情景，荷葉傷心又迷惑：「為什麼我總是原來的我，而露珠卻永遠不是那天的露珠呢？」有一天，荷葉終於枯萎了，懷著巨大的傷心和迷惑，沉入荷花池底。

荷葉上的露珠每天都是不同的，太陽每天都是新的，沒有改變的是荷葉的成見，是屬於荷葉個人的，不是事件本身的。所謂「成見」，是指舊有的經驗、行為不斷重複，對過去經驗做結論或歸類。然而人類真實生活的經驗是「一刻」接著「一刻」地流動變化，每一刻皆是新的經驗，所以，封閉世界裡是被標籤分類，受心理成見所控制的。

荷葉對露珠的各種解釋和描述，並不等於真正的露珠。不管荷葉原本的用意為何，溝通的意義在於露珠的反應。

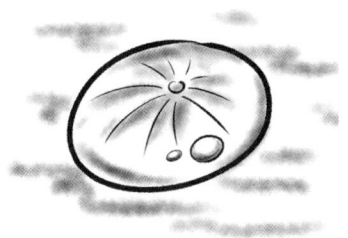

> 我不是昨天的露珠
> 只是偶然
> 　　　在夜裡凝結
> 太陽升起
> 　　就化成大氣了

那要如何跳出心理習氣——成見？

知夢（我知道在作夢）可讓自己跳出狹窄及死板的重複運作規則（心理習氣）。

練習：自問：「我在作夢嗎？」

挑選白天5～10個不同場合做測試，只要遇見和夢境徵兆相似的事件，就要辨識當下的狀態，譬如發生讓人驚訝、不可能發生的事、罕見強烈情緒或如夢似幻事情。

例如：白天在：①高樓大廈的頂樓、②講錯話、③搭車誤點時、④遲到……。出現以上情境時會緊張，可問自己：「我在作夢嗎？」

※心靈隨筆：有什麼心得或感想？學習、領悟、明白、反省的內容是什麼？請寫下來！

（二）知夢（從心的僕人到心的主人）四個步驟

我覺知→我看到→我接受→我知道

第1步驟： 從外在事件到內在感受：我覺知到內在感受是……

例：我覺知到內在「傷心和迷惑的感覺」。

第2步驟： 從主觀到客觀世界：我看到內在感受及發生。

例：我看到內在「傷心和迷惑的感覺」。

第3步驟： 打開心門：我接受內在感受及發生。

例：我接受內在「傷心和迷惑的感覺」。

第4步驟： 同在——成為覺知：我知道。

例：我成為「傷心和迷惑的感覺」，我知道，這是一場夢！

註：影片第3步驟「打開心門：我知道」、第4步驟「同在：我接受」，與書中所寫第3步驟及第4步驟不同，因每個人內心記憶不同，有些人是知道後才能接受，有些人是接受後，才會明白知道。可以看看自己，是如何打開心門及同在，需要的是什麼？

練習：白天清醒與晚上夢境練習──「我知道我在作夢」

可下定決心，告訴自己：「決心保持意識於不間斷的清明狀態」，這個技巧需要白天與夜間練習。

1. 白天清醒練習

不管在白天清醒遇到什麼事情，持續或告訴自己：「我在作夢嗎？」

例：每個目標一發生就立刻自問：「我知道我在作夢嗎？」

星期一

下次我拿東西時

下次我講話時

下次我開燈時

星期二

下次我照鏡子時

下次有人叫我名字時

下次我丟東西到垃圾桶時

星期三

下次我看手錶時

下次我開門時

下次我上廁所時

2. 晚上夢境練習

睡前告訴自己：「作夢時，我知道自己在作夢。」

※心靈隨筆：有什麼心得或感想？學習、領悟、明白、反省的內容是什麼？請寫下來！

（三）知夢有九個心智歷程

從外在物質得失，返回內心，修練自我完善，回到內心中道，圓你人生的夢，不被心理習氣慣性所困，可分九個階段心智歷程：

1. 覺察心：覺察一吸一吐、覺察念頭、覺察白天生活事件感受、覺察當下、覺察晚上的感受。

2. 接納心：接受原來樣子、接受念頭、接受感受——內在升起念頭、生活事件、當下及夢境。

3. 念心：念頭不住，不住在念頭上，反觀「內在神性——本體光明」。

4. 信心：有信心回到內在神性——本體光明，滅除妄想，心境純真。

5. 精進心：持續不間斷，精進學習回到內在神性——本體光明。

6. 戒律心：規律生活作息，斷惡防非，內戒於心，外戒於身，起居坐臥遠避惡事，不做傷害自己及別人的行為，出入動靜，隨順善緣。

7. 定心：無論人生中發生什麼事，讓自己的心安定下來，培養堅定的心，心不散亂，意不斜思，安住「內在神性——本體光明」。《智度論》二十六日：「定心者，定名一心不亂。亂心中

不能得見實事，如水波盪，不得見面，如風中燈，不得好照。」
8. 不退心：定住「內在神性——本體光明」不退，明白深入，唯進無退。
9. 道心：離念離相，不捲入物質現象，一切物欲不能勝，安住內心光明，照見光明。

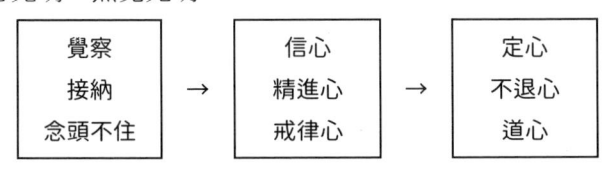

| 覺察
接納
念頭不住 | → | 信心
精進心
戒律心 | → | 定心
不退心
道心 |

　　「覺察心、接納心、念心（念頭不住）」是平時根本的基礎練習，再搭配「信心、精進心、戒律心」，練習一段期間後，「定心、不退心、道心」自然會出現，如果「覺察心、接納心、念心（念頭不住）」不夠熟練，無法做到，沒有關係，最重要是「覺察心、接納心」，覺察任何現象，然後去接納，接納自己原來樣子，就在這兒停留也很好，信任內在直覺或感覺，自在去感覺，沒有對或錯，沒有失敗或成功，只有探索。插秧看起來往後，其實是向前，不用勉強！想停下來就停下來。

　　在很久以前，我有一位朋友告訴我：當一個西藏人過世時，他們會重複念誦稱為「巴豆」的咒語，這咒語內容如下：

「放鬆，保持安靜，

　進入你的心中，停留在那裡，

　不管你的身體發生什麼事情，

　維持在中心，成為一個觀照，

　如果你在過世時候能夠記住，讓它發生，不去干涉，記住你只是一個觀照，這就是你真實的本性，那個輪子就會停止。」

我聽了「巴豆」咒語很感動！明白任何事件發生，還是先回到自身的心及感受，我覺知到⋯⋯，不用抗爭、不去干涉，只有接受臣服，我看到⋯⋯，我接受⋯⋯，然後才有可能成為一個觀照，接下來⋯⋯，我知道這是一場夢，從心理習氣慣性中跳出，成為心的主人。

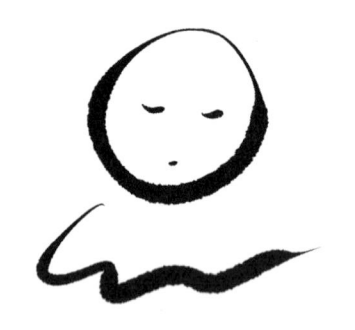

放鬆！
　進入內在寧靜
　　成為觀照者！

練習：知夢（從心的僕人到心的主人）的九個心智歷程

目標：每周一次，反省這周白天生活及睡眠的九個心智歷程。

例：每周五晚上8點開始。

　　九個心智歷程是這一生的功課，並不是一次就可以到位，最關鍵是覺察心，然後接納心，念頭不住（念心）會較困難，需要重複覺察，當有信心、精進及戒律，才有可能持續練習，當有持續練習，後續定心、不退心、道心就會呈現。第一次練習先從覺察心開始，不論自己任何情形就是接納自己原來樣子，有時看起來像似鴨子游水，沒有什麼進展，別放棄，持續練習，進步會超越自己的想像！

每周記錄你的九個心智歷程：

周數	日期	九個心智歷程：	觀察、反省、結論
1		覺察心、接納心	
2		覺察心、接納心	
3		覺察心、接納心	
4		覺察心、接納心	
5		覺察心、接納心、念心（念頭不住）	
6		覺察心、接納心、念心（念頭不住）	
7		覺察心、接納心、念心（念頭不住）	
8		覺察心、接納心、念心（念頭不住）	
9		覺察心、接納心、念心、信心	
10		覺察心、接納心、念心、信心	

11	覺察心、接納心、念心、信心	
12	覺察心、接納心、念心、信心	
13	覺察心、接納心、念心、信心、精進心	
14	覺察心、接納心、念心、信心、精進心	
15	覺察心、接納心、念心、信心、精進心	
16	覺察心、接納心、念心、信心、精進心	
17	覺察心、接納心、念心、信心、精進心、戒律心	
18		
19		
20		
21		
22		
23		
24		

※心靈隨筆：信任內在直覺或感覺，作紀錄，想寫就寫，想停就停，隨性自由書寫，自在去感覺，沒有對或錯，沒有失敗或成功，只有探索。你看到什麼？你聽到什麼？你感覺到什麼？你學習到什麼？提醒你什麼？你發現到什麼？你的領悟是什麼？自我改變是什麼？請寫下來！

四、現實中的清明夢

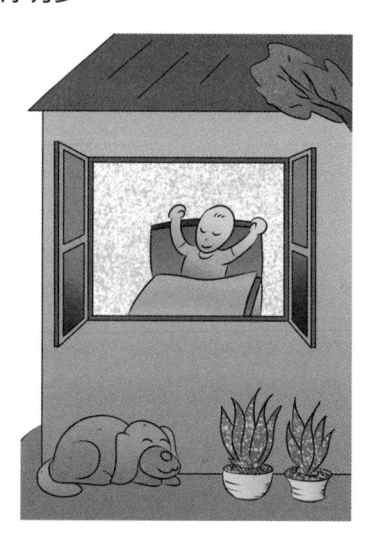

夢中反映出日常生活的元素，讓不同的狀態之間，產生更深入、更有意義的對話。試著用不同角度來思考，找出夢境與現實生活中的相似點，留意這些相似點，能幫助你，利用清明夢來改善現實的生活。

作夢的自我是走在生活清醒自我之前，作夢自我與生活清醒自我可以相互對話、補償、投射、對照，然後經由認識自己，修正自我，改變自我。

　　　　　　　作夢的自我——清醒的自我
　　　　　　　　對話
　　　　　　　　補償
　　　　　　　　投射
　　　　　　　　對照
　　　　　　　　修正

例如：夢到老闆的車被垃圾車撞毀，內心可能有種壓抑的衝動，對老闆極度不滿，想要傷害老闆，而這種強烈性情緒，被壓抑轉換成侵略性行為，讓老闆的車被撞毀。

找出相似點：

你的生活和夢中的情緒是否有任何相似點？

你的工作狀況與這個夢有直接關係嗎？最近工作、生活中發生什麼事？

老闆的車被撞毀是否是你內心某個部分被侵略？

你內心有個想要自我掌權、掌握的部分，被剝奪了嗎？

重寫這場夢，讓結果是更好、更佳的結果，重寫清醒的生活是什麼？

如何自我超越及自我整合？

如何整合夢境來反映出你現實的生活呢？

清明夢的練習，可藉由想像你在醒著的現實情境，你會如何因應？

如果這是一場夢，我會⋯⋯？

面對艱難情境，可問自己：如果這是一場夢，我的作法會是怎樣不同呢？在回答這個問題時，必須考量白天客觀現實中的物理性和社會性的限制，你可以更多心理的彈性及可能性，回到事情本質性來面對這樣的情境。清明夢可幫助你學會夢與日常生活之間，釐清並記得自己的意圖，讓你的生活更接近最高價值。

例如：生活中母親受傷坐輪椅，我趕時間，一邊講手機，一邊推輪椅，差點翻車，母親嚇到了！

問自己：如果這是一場夢，我的作法會是怎樣不同呢？

考量白天客觀現實中的時間性和母親坐輪椅的限制，如果這是一場夢，我會修正提早結束手機通話時間，不在推輪椅時還在講手機，專心推母親的輪椅，去到復健師那兒做復健。

當你了解清明夢的情境不是外來的因素，而是你對世界所建構的心理模式，就能懂得在做抉擇時，為自己的體驗負責任。你不必為自己無法控制的事物而怪罪自己，而是透過生活的練習，思考如何為人生中的自己，能改變的部分，負起更多的責任，並下定決心，修改自己心理制約及慣性，並為此付諸行動！

練習：生活中的清明夢

回想一件最近發生在你醒的時候，結果不如預期，而且只發生過一次，這件事最好與你生活中經常遭遇困境有關。

當下次你碰到這種情境，讓你感到不舒服而想離開時，試著思考如果這是一場夢，你會以哪種不同的方式來因應？

接下來使用重寫經驗的方法：重寫、演練、提醒。

1. 重寫：

選擇一個醒時的經驗，想像它是一場夢，你會以哪種不同的方式來回應？問自己有哪些其他不同的因應方式，能讓這個狀況變好呢？重寫情節讓結果變好，須考量到生活客觀現實中的物理性和社會性的限制。

2. 演練：

想像體驗演練整個重寫的新版，不需要花太多時間，可放鬆心情然後去想像。

3. 提醒：

提醒自己下次碰到類似的情境，你會注意到，以較高度的清

明狀態來因應，例如：當下次自己情緒焦慮時，你可以提醒自己，先深呼吸六次或先遠離現場，或下次你碰到這種情境，讓你感到不舒服而想離開時，試著提醒自己，如果這是一場夢，你會以哪種不同的方式來因應？

※心靈隨筆：有什麼心得或感想？學習、領悟、明白、反省的內容是什麼？請寫下來！

五、促進清明夢的五個要點

清明夢可分為兩部分：知道自己在作夢中，稱作「知夢」；如果可以控制自己的夢境，稱作「控夢」。清明夢就是「知夢」加上「控夢」，當知道自己在作夢時，進而控制夢境，就是作清明夢。

促進清明夢的五個要點

有些人是天生就會做清明夢，有些人需要花點時間訓練，不管是那種人，想要作個清明夢，享受像超人一樣的飛來飛去……，可以依序漸進，按照步驟，訓練自己！

清明夢的前提條件：充足睡眠及提升睡眠品質，當有了充足睡眠及提升睡眠品質之後，就可以準備練習清明夢。

促進清明夢，有五個要點：

1. 充足的規律睡眠時間。
2. 記錄每日的生活及夢境日記。
3. 完整記憶誘發練習。
4. 強化覺察力，提升夜間夢的清明度。
5. 萬緣放下、思緒清空誘導。

1. 充足的規律睡眠時間

每人睡覺，整個睡眠時間平均會作4～5次的夢（詳情可看第一站：身體重生──好好睡，貳、淺眠和深眠節奏），入睡後所作的第一個夢時間是最短的，大約只維持5～10分鐘，通常不會記得。之後所作的夢持續時間會越來越長，越長時間的夢，越能讓睡眠者有足夠的時間來「辨識」清明夢的狀態，我們往往會記得在快要醒來前的那一次夢境，當有足夠睡眠時間，容易促發清明夢。

談到「規律」，身體內在「生理時鐘」為24.5小時與外在24小時晝夜節奏不同步，每天必須持續利用「接觸陽光」與「定時入睡及起床」、「定時用餐」，對「生理時鐘」進行微調整，導向24小時晝夜節奏。

體內生理時鐘，大都由光週期及晝夜長短所主導，當生物處在恆暗（或恆亮）的環境中，體內的節律就走樣了。接觸陽光及生活規律（入睡及起床、用餐）是很重要。

保持固定的就寢與起床時間，生活維持一定規律，身體自然也會產生規律，一旦建立身體的規律，與天地晝夜節奏同步，就可修復身體，產生再生能力。

2. 記錄每日的生活及夢境日記

第一步：就是準備好紙和筆，記錄夢境！

如果睡醒立刻起床，可能會遺忘夢的大部分內容，醒來後身體不動，延後甦醒，然後回想身體感受及夢境，起床後將夢及身體感受記錄下來！

當你自己還是半清醒狀態的時候，在腦中回想一遍夢是有

助益的（從起身到記錄夢的內容前活動，有可能導致夢的大部分內容被遺忘）。

夢境的記錄，如果可以的話，將你的夢境記錄及繪畫下來，你會發現到一段驚奇尋寶的過程。有時夢相當模糊、片斷、破碎，甚至記不得，就不用理會它。任何你想畫下來的夢境，就完全信任內在的直覺，不用考慮畫得像不像，真不真實。用你不慣用的手來畫（如：慣用右手寫字，就用左手來繪畫夢境），請不用思考，自由自在隨意地畫……

第二步：寫下夢境後，再記下與夢境有關的自由聯想及生活連結

例：夢到「玉鐲碎了」的意象，自由聯想到什麼？（生活、想法和感受）

將夢寫在一邊，生活連結、想法和感受寫在另一邊會很有幫助。

例：和誰一起，在那裡發生了什麼事情，以及每一段的感受又是什麼？

第三步：進行覺察

如沒有夢、可以感覺身體的感受或醒來的感受，將這些感受寫下來！

(1)帶給你什麼樣的禮物？

(2)發現它正在提醒你什麼？

(3)讓你領悟明白到什麼？

(4)重寫你的夢境：如果記不得夢，可以感覺身體的感受，進行重寫、排練、提醒，來重寫夢境。

想像「重寫」經驗，以不同方式來因應。

想像「排練」新版本的經驗。

「提醒」自己下次遇到類似情境，會以較高度清明狀態因應。

(5)感謝這一切發生與恩典！

生活及夢境日記（起床後記錄）

日期：

入睡時間與起床時間	
起床時身體感受／夢境內容及感受	自由聯想及生活連結是什麼？
昨天活動：	昨天感受：
重寫經驗： (1)重寫 (2)演練 (3)提醒	
覺察反思： (1)帶給你什麼樣的禮物？ (2)發現它正在提醒你什麼？ (3)讓你領悟明白到什麼？ (4)自我改變是什麼？ (5)感恩這一切發生與恩典	

當你記錄越多以後，會慢慢發現現實生活及夢中出現的某些人、事、物、感受、動作、場景……，有哪些類似之處？差異是什麼？當持續記錄每日的生活及夢境日記，會讓你更容易在作夢時意識到自己在作夢，增加誘發清明夢的機率。

你可能記錄時，有時夢中的涵義，不會立刻清楚夢境背後的涵義，可先暫時放下，隨著時間持續探索，你會慢慢發現自己

夢境，可能反映出生活的哪個面向？當這樣子做，你可以由夢中獲得的觀點與靈感，強化使用記憶誘發練習及回溯夢境的技巧，協助重寫你的生活。

3. 完整記憶誘發練習

提醒自己，作夢時，會記得自己在作夢，進入清明狀態來重寫夢境。

利用「清明夢記憶誘發法」（Memonic Induction of Lucid Dreaming）來激活自我的潛意識，每晚睡前，對自己默念說：「我會意識到我在作夢。」讓腦中記憶養成「習慣」，當養成習慣後，這慣性會帶到夢裡，在作夢時能保持意識，確認自己是否在作夢。也可把白天當做清明夢，反覆提醒自己，我在作夢嗎？

重寫白天生活並在腦海中排練。

起床時：

(1) 記錄生活及夢的日記，記錄前一天活動及感受，晚上體驗的夢的日記，並將夢的象徵標示出來。

(2) 做出完整記憶誘發練習，把夢境當做清明夢。

進行：提醒、重寫、排練，提醒自己，下次作夢時，會記得在作夢，進入清明狀態，來重寫夢境。

(3) 重寫你的夢境：將最近做過的夢，當做清明夢，並且要有較好的結果，重新改寫一遍，加入自我整合，和達成某個目標所做出的回應。

整個白天，保持覺知：

仔細感受此時此刻發生的事情，不讓思緒飄移到過去和未來。

不期待某個情況會有所不同、不做評斷。

學習細心觀察現實，讓忙碌的大腦平靜下來。

專注自己正在做的事，一次只做一件事情。

在觀察和參與之間取得平衡。

專注此時此地，投入此時此地。

做出反應前，先停一下，一般都會有自動化的心理反應。

留意你的想法及衝動，仔細看清楚當下的情境。

思考如何符合自己的價值觀，然後再做出反應。

預留時間練習：如果不留時間，充實清明夢練習，較難以進步。

4. 強化覺察力，提升夜間夢的清明度。

若要提升清明夢，就需要提升夢境體驗的注意力。

大部分的人很少對前一個晚上，發生什麼事情有所覺察，躺在床上閉上眼睛之後，下一個念頭，通常就是天亮了。這個意識的空隙稱為「無意識」，你不記得並不表示你沒有經歷各種意識的體驗，不論你記不記得，每晚都會經歷幾次淺眠或甦醒，記錄夜間夢的體驗日記，讓你強化自己的覺察力，提升夜間夢的清明度。

練習：夢境體驗日記

使用工具

夢境體驗日記表、筆記本、筆，熟記體驗類型的代碼，回溯評分等級，關燈時，寫下你關燈的日期跟時間，並告訴自己在夢中會記得夢，會重寫、排練、提醒！然後準備進入夢鄉。起床時，填寫夢境體驗日記，寫下起床的時間，就可以準備迎接新的一天。

◎熟悉代號：睡飽起床時，填寫夢境體驗日記表

夢境體驗類型：

O——無

你不記得，甚至沒感覺自己在作夢，例：我醒來時，什麼都不記得。

F——forget 忘記

對自己做過的夢有印象，但很快就忘記夢境的一切內容，我作夢，當我想要把它記下來時，什麼都記不得了，連夢是什麼氣氛都沒有印象了！

T——think 思考

你曾在夢中思考某件事情，但這個事情並沒有視覺化成某個故事或一連串事件的場景，例：在夢中，我曾經對工作進行的思考，我想通某些事。

N——not 非清明夢

你做過夢，並未明確知道自己在作夢或想過自己如何做這個夢，就是在夢境裡跟隨夢境的內容而沒有自覺性的被引導。

H——half 半清明夢

你不確定自己是否在作夢，然而在夢中，心想如果這只是一場夢就好了，也就是夢境裡，跟隨夢境的內容而有自覺性。例：夢到上課遲到，心想如果這只是一場夢就好了！然後你到教室時，跟老師道歉！

D——dream 夢中誘發清明夢

在夢中發現到某個異常處，而意識到自己在作夢。例：夢中我走到前陽台，突然間我意識到這前陽台是我家的前陽台，我

意識到我在作夢！

W──wake醒著誘發清明夢

你一直維持著醒著意識做的夢，從你開始作夢起，就知道這是一場夢。

例：我在夢中，我看到我回到以前童年時的家，我知道這是一場夢，我看到童年時的父母，躺在床上睡覺，我知道現在父母都已往生了，我安靜走過父母的房間，避免干擾到他們，讓往生父母好好睡！安息！當我走出房間時，我感覺自己長大了，我轉移到另一個的夢，走在時間長廊，每間房間代表不同時期的故事！

O──other其他事件

如果你的體驗不屬於以上任何一個類型。

夢境回溯程度評分表0-5分

0分：完全不記得，沒有任何作夢的感覺，一點記憶都沒有。

0.1分：忘記了！感覺自己曾經做過夢，很快就忘了做過什麼樣的夢。

1分：記得極少的內容，記憶幾乎接近了零，只記得一些模糊揮之不去的影像、想法或感覺。

2分：記得一幕場景的大略，只記得自己在某個情境裡，發生了一些事。

3分：中等程度，記得夢中的主要事件順序、情緒與想法。

4分：幾乎記得夢中的情境，但對某些細節不大確定。

5分：一切都能記得，記得一切細節，記憶鮮明。

夢境體驗日記

姓名：

日期：

入睡時間與起床時間：	觀察、反思、結論
起床時身體的感受／夢境的內容及感受：	
夢境體驗類型	0：不記得。 F：忘記了。 T：思考。 N：非清明夢。 H：半清明夢。 D：夢中誘發清明夢。 W：醒著誘發清明夢。 O：其他事件。
回溯程度評分	0：完全不記得。 0.1：忘記了。 1：記得極少內容。 2：記得一幕場景。 3：記得夢中主要事件、順序、情緒。 4：幾乎記得夢中一切細節，對某些細節不確定。 5：一切都能記得，記得一切細節，記憶鮮明。

5. 萬緣放下、思緒清空誘導

現代人壓力很大，可以將思緒清空，減少壓力，睡前思緒放空，會有良好睡眠品質，當腦中通過清空思緒，就自然容易進入清明夢的狀態。

加強清明夢中的「自我覺察」，當回到現實生活中，能夠認知萬緣放下，物質世界，出生前或死後，什麼也帶不走，就會明白人生即是一場夢境。

清明夢練習注意事項：

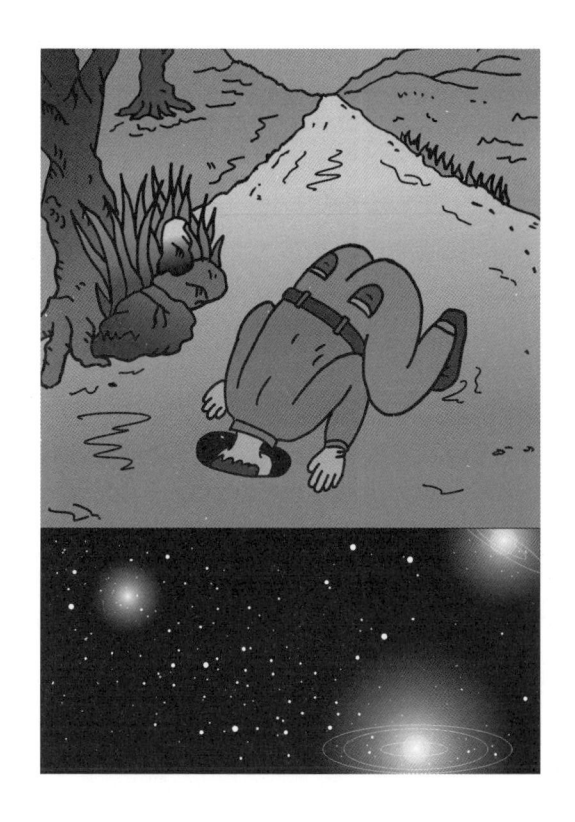

1. 如果清明夢還沒有發生，不用感到失落，其實每個人都有做過清明夢，只是不記得而已，保持樂觀，享受你的旅程，每個人旅程都不同，不用比較，一切都會做最好安排！
2. 當給自己太大的壓力，反而會有負面的影響。尊重自己的需求及學習速度，每個人需求都不同，彈性修改練習順序或技巧，對自己要有耐心，千萬不放棄！
3. 因練習記憶誘發導致睡眠不足，就先不做清明夢練習，切記需要充足睡眠，才能做清明夢。每晚睡眠時間，大約8個小

時，每個人都不同，主要是醒來的時候心情及感受是什麼？如果睡不好，思緒太多或身體疲倦，就要先調整睡眠，放鬆一下或數個晚上，不做練習，思緒放空，先補足睡眠，提升睡眠品質，再來練習清明夢。

4. 避免想要一步就成功，將學習技巧分割成較小、較可行、較長的時間來練習。定期練習及清除心理習氣，心理習氣會阻礙清明夢，定期練習是清明夢的最佳機會。

第三站：
靈魂重生——
明光夢、明光睡眠

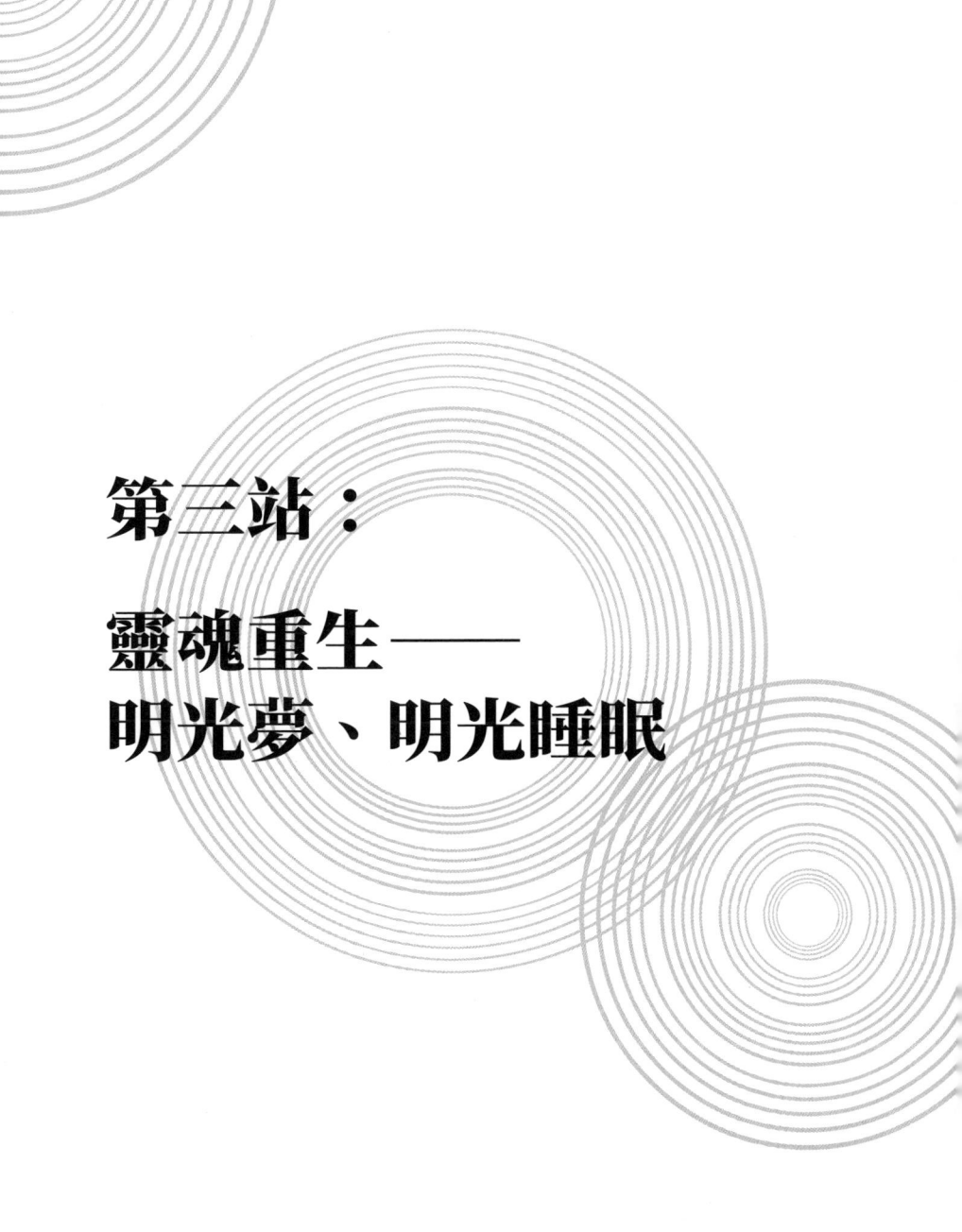

壹　本初清靜的智慧氣——明光夢

一、廣闊浩瀚的「本初清淨」現前

五歲的我

　　晨曦露出微光，便聽到公雞「咕！咕！咕！」啼叫，麻雀「吱！吱！吱！」地歡唱，我便出生在這樣雞啼鳥鳴的農村，真是熱鬧非凡！繼姊姊之後，母親渴望生個男丁，結果還是女兒身，母親生下我之後，又繼續協助父親的生意，在住家兼工廠的情況下，沒時間照料我，小時候個頭就比較小！

　　5歲時，表哥在我家工作，他站在機器上方（約高度250公分）修理機具，他不知為何叫我接住鐵槌，就從上面丟下來，我的手未接到，竟丟到我的額頭，當場血流滿地，意識昏迷，然後就好像進入了一場睡眠！被一道光亮無比的光包裹著，祥和溫暖，就像進入熟睡！醒來時才知道，自己已昏迷三天了！額頭留下像包青天的月亮型疤痕。

　　隔了不久，表哥身體不適去開刀，由於開刀前不能吃東西，表哥在開刀前吃了東西，卻未跟醫生說，開刀後表哥就往生了！表哥事前已有些徵兆，生命絕非偶然，我從未怪罪表哥，他不是故意傷害我，表哥自己身體不適！這是表哥教導我，第一次碰觸有關睡眠、明光、死亡的課題，死亡並不可怕，可怕的是害怕、恐懼、怪罪！同時也要學習接納命運的安排！

　　我想提醒各位，雖然這種瀕死經驗的描述，是具有啟發性，你千萬不要誤以為只要死，就可以安住在祥和溫暖的光，因為每

一位五歲孩子，對生死的體驗。

個人生命經驗是不同的。

　　有些人在經歷痛苦之際，聽到瀕死的故事後，可能會引誘他們以自殺結束一切痛苦。自殺似乎是一個簡單的解決方法，然而忽略了一個事實：不管我們經歷什麼，都是生命的一部分，如果你逃避了，往後你的痛苦會加劇。

　　很多瀕死經驗都會經歷明光的經驗，也有瀕死經驗未經歷到明光，如果我們未帶覺知，未進入空性，在瀕死經驗時，充滿各種心理習氣，例如：害怕、恐懼、憤怒⋯⋯！如果未接納命運的安排，就會自動引導著我們回到過去的問題，也會不斷自我強化在害怕的惡性循環中，除非將痛苦的記憶與處境，當作學習的禮物，改變我們原始的意願，轉化那些根植於童年或潛意識中惡的質素，那麼我們生命就會改觀。沒有受害者、加害者及拯救者，只有覺悟者。不斷放下過去的一切，活在當下，生活中保持清淨的覺知。

2023年4月4日清明節

　　我在清明節4月4日晚上，夢中感受到微光透明，清晰看到有一扇門，門外光量無比，當下覺察到門內是人的世界，門外透晰光是神光，在夢中我自問：「為何需要區別門內、門外？」當我覺察到區別門內與門外（覺知區別主觀意識與客觀環境：門），當下突然明白是自己主觀意識對客體環境：門，覺察到我起了分別執念（我覺知到自己有分別執念，融化分別執念，融化主觀意識與客體環境二元性），剩下「覺」，這個門就消失，這時「光」在我身體裡面，也在我身體外面，光明遍照。

　　起床後感覺睡飽了，白天精神很好，身心舒暢！回想清明節前南下，協助處理重大事件，整體而言是運行通暢，我清楚明

白，並不是主體或客體在轉化，而是隨順因緣，萬緣放下，盡心盡力就好，再度提醒自己——保持「覺」，安住「無二覺知」，持續精進，自己不落入主體意識與客體環境二元性，每天每晚靈魂都會自動重生、遍滿光明。

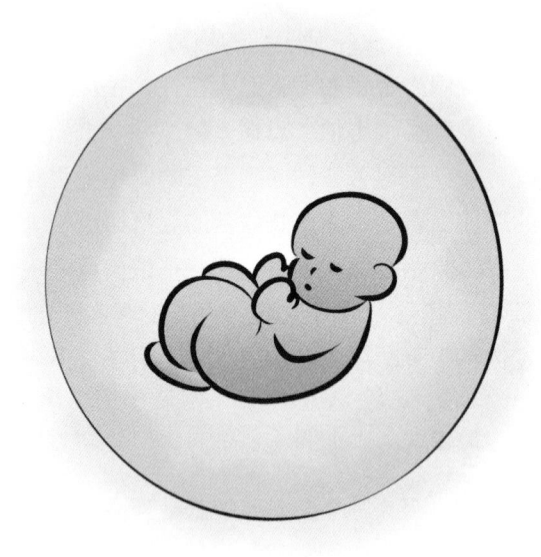

　　明光夢是由人體的中脈的本初氣所生，是一種沒有念頭、沒有影像的狀態，這並不是容易達成的夢，以「覺」為中心，覺知主體與客體，覺性融化主體與客體，最後剩下「覺」，安住「無二的覺知」，沒有主體與客體的二元性的關係，作夢者並未成為夢世界的主體。

無二覺知的歷程

1. 以「覺」為中心
   覺知主體、覺知客體
2. 覺知融化主體、客體
3. 剩下「覺」

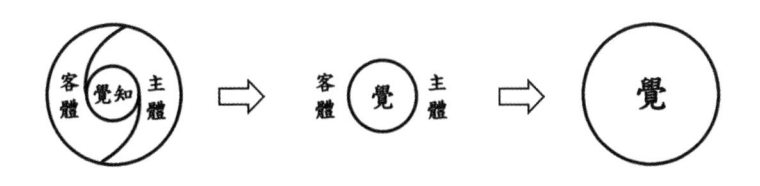

　　安住「無二覺知」，也可說保持清楚「覺」，全身放鬆，清楚覺知身在哪裡，心在哪裡。念頭升起時，清楚覺知念頭升起。

　　如果無法保持無二覺知（沒有主體與客體），念頭紛飛是正常現象，可告訴自己：萬緣放下！先從知夢四個步驟開始練習，首先讓念頭、情緒像天上的雲，只是看，只是聽，只是覺，讓自己像天空，允許念頭、情緒來來去去……。

知夢四個步驟練習：

　　我覺知……　我看到……　我接受……　我知道……

　　例：害怕的念頭升起

1. 我覺知到「害怕的念頭」。
2. 我看到「害怕的念頭」。
3. 我接受「害怕的念頭」。
4. 我知道有一個「害怕的念頭」升起……。

二、一般夢、清明夢與明光夢的差異

我在這說明「一般夢、清明夢與明光夢」的差異：

1. 一般夢會受到個人習氣和情緒的影響，被心理習氣與情緒所主導（非自主性）。
2. 清明夢不會捲入個人的心理習氣及情緒，能夠看到心理習氣，不受時間、空間、個人歷史所綑綁，遇見內在的聖者，然而還是在二元性之中（觀察主體與客體的夢境內容）。
3. 明光夢是從心理習氣生起，然而未形成二元性（主體、客體）分立的體驗，超越主體與客體的二元性，明光夢沒有主體與客體的關係，不是以夢的內容為主，沒有我、沒有你、沒有夢的內容，沒有任何二元性的關係，直接穩定體驗到明光。

明光夢是本初清靜的智慧氣，平時可練習：「萬緣放下，一念不起」，保持穩定的「無二覺知」（沒有主體與客體二元性的關係），可進入明光，呈現本初清靜的智慧氣。

明光夢也是中脈的本初氣，印度的「拙火瑜伽」所提到「中脈」，是在脊椎當中的「能量中心管」，也就是道家所提到的督脈，位於身體正中央，由頭頂「百會穴」一直線到肛門旁的「會陰穴」。左脈、右脈、中脈交會在臍輪，如圖示。

中脈

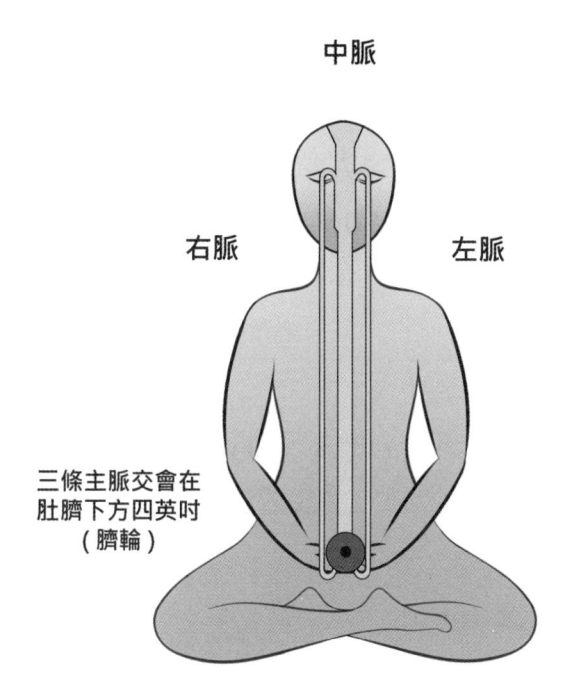

右脈　　左脈

三條主脈交會在
肚臍下方四英吋
（臍輪）

　　可做腹式呼吸的靜坐，注意力在一吸一吐之間，吸氣覺知氣的震盪，吐氣時放鬆、放空。當中脈打通時，會顯現一中空的管道，像似七個車輪的能量聚集形狀，稱為「中脈七輪」：海底輪、臍輪、太陽神經叢、心輪、喉輪、眉心輪、頂輪。如下頁圖。

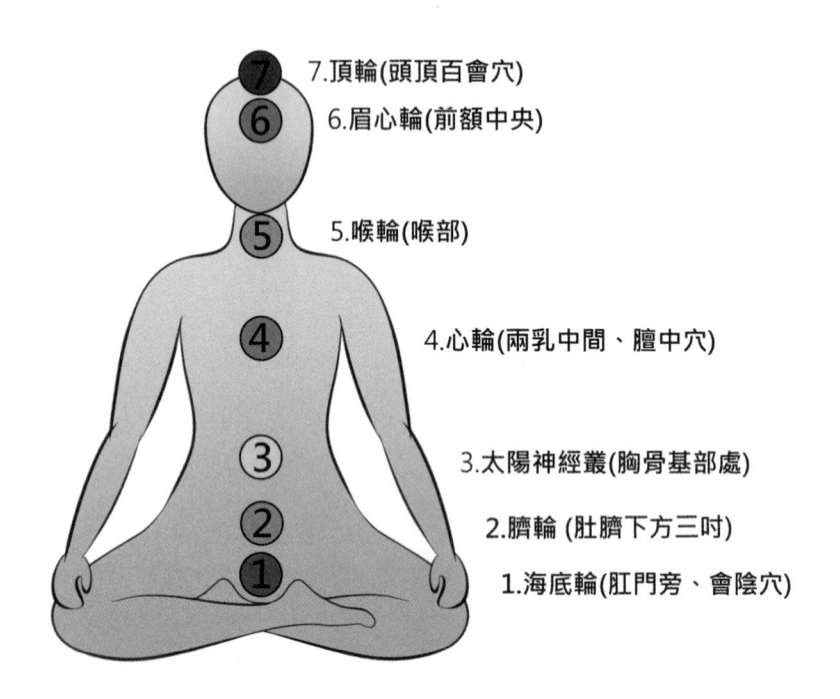

7. 頂輪(頭頂百會穴)
6. 眉心輪(前額中央)
5. 喉輪(喉部)
4. 心輪(兩乳中間、膻中穴)
3. 太陽神經叢(胸骨基部處)
2. 臍輪(肚臍下方三吋)
1. 海底輪(肛門旁、會陰穴)

　　練到通暢時，會有一團炙熱能量，由脊椎往上竄，從尾椎開始升起。這種炙熱能量升起，是自然產生，不用意念。

　　當升起時，能內視到及清楚地感受到脊椎內的溫熱能量往上升起，很舒服！可稱為「拙火升起」，又可稱為「智慧氣升起」。

　　我第一次體驗到拙火升起時，是在冬天早上練體位瑜伽後，全身經絡感到很舒暢！下午做腹式呼吸的靜坐，注意力在一吸一吐之間，吸氣覺知氣的震盪，吐氣時放鬆、放空，全然進入忘我

本初清淨的智慧氣──明光夢

狀態、無念無想，剛開始覺得身體很熱，會流汗，感受到底部像一團火球，熱到全身皮膚透出汗，溫暖而舒服！全身感到熱能，流汗有一陣子後，突然間這團火球往上竄燃燒，速度很快一瞬間從海底輪、臍輪、太陽神經叢、心輪、喉輪、眉心輪，到眉心輪時停止，發射出萬丈光芒，內心感到震撼！當結束靜坐後，我正準備打開門，從門縫中，我看到日落萬丈的光芒照耀到我身上，那種震撼超過語言可以形容，我體驗到體內體外是一體光明，天人合一，萬丈光芒，此次經驗，讓我明白，我們先天原本具足清靜的光明。

中脈智慧氣屬柔氣，最關鍵的是呼吸柔、細、慢長。將呼吸調柔、調細、調慢，在呼吸體驗的第一剎那，心理習氣會現前（不安、懷疑、擔心、恐懼、貪欲、嫉妒、憤怒、驕慢、仇恨、傷害、愚痴……），保持清楚的覺知與觀照，注意力放在一吸一吐不捲入心理習氣，如果捲入心理習氣，再把觀照力放在一吸一吐，重新如實覺知與觀照，慢慢地穩住清楚覺知與觀照，這是一種清淨體驗，不會留下痕跡，也不會形成夢的原因。

《老子道德經》：「載營魄抱一，能無離乎？專氣致柔，能嬰兒乎？」

「專氣」是統攝氣質，心氣不二。「致柔」是達到最柔和之境，也是未染未弊最初的天真元態。

簡而言之，你承載你的精神及肉體，心神合一，心不外馳，神不外遊，意不散亂，保持「覺」，心神專一，沒有落入二元性關係（主體、客體），專心修練至柔的氣，去除習染的心理習氣，返回嬰兒般天真無邪。

中脈智慧氣，是專氣致柔，是本初清靜的能量，這種清淨

體驗的剎那是非常短暫的，當萬緣放下，一念不起，心不執著，心無雜念，念頭不住，心神合一，保持「覺」，心神專一，沒有落入二元性關係（主體、客體），可漸入明光體驗。

三、如幻人生、如實的夢

（一）你對這世界做出投影

我們常有個人生的感觸，感覺到人生如夢，是不是這樣？

人生種種事物，如車子、房子、人、物等，過了50年、100年之後，都會發生變化或消失，沒有任何事物可以永遠保持不變。隨時間變化，如還具有執著的心，時光流逝不等人，會感到失落、痛苦、不自在。如實了知人生的緣起性、因果性、無常性、苦性、空性，你就可以體悟自在的境界。

我感覺的真實性從哪兒來？與意識感知有關。

物體是否真實存在？

如果我沒有看、聽、感覺等各種的感知，我們還剩下什麼？「森林中的一棵大樹倒下，如果沒有人在場聽到，它是否發出了聲音？」如果沒有觀察者、眼睛、耳朵和大腦……，倒下的樹會是……？你以為「存在」的實相，其實是大腦心智所創造的，也就是說，是你對這世界做出的投影。

如果人生是我們意識的投影，這種意識會消失嗎？如果「我」只是這副身體，那麼我必然會死。如果「我是」情感、「我是」感受、「我是」經驗……，這股內在的能量不會因為身體死亡而消失，而會存在潛意識宇宙記憶庫，形成夢的宇宙。

你對世界做出投影

夢的宇宙也就是佛學所說第八識阿賴耶識，又稱藏識，也是潛意識，是一切善惡經驗值種子的記憶庫，稱做「雲端意識數據庫」，善惡經驗值稱為「業種」，並等待時機成熟，當遇到因緣合和，就會產生相應的結果，稱為「業果」或「人生選擇」。

　　前五識是感官，透過眼、耳、鼻、舌、身五個感官，接收外在環境輸入的新資訊，不做任何價值判斷。第六識是心腦功能，負責接收輸入新資訊及解讀，有聯想、類推、比較等作用，是人體的中樞，它指揮眼、耳、鼻、舌、身等五識，像追逐風一般的攀緣外境，捕捉外緣，所以說：「心居中樞總指揮，五識活動如追風。」

　　第七識是佛學所說的「末那識」，是經驗值加工處理中心，做了價值觀判斷，對輸入新資訊推測出好壞、美醜、善惡及是非等主觀的價值判斷，並貼上標籤，過程稱為「深度加工」。然後再將這些貼上標籤的決策資訊傳送給第八識儲存，所以一切善惡得失的分別心與執著都是第七識計算後產生的。同時將處理過後加工經驗傳送至第六識解讀、轉換成語言及情緒，輸出思想、語言、行為，包括白天的精神活動及晚上的夢幻之旅。

　　夢中世界是第八識，像雲端記憶庫，是一種存在形態。夢中「我」是第七識，像雲端記憶庫的主程式。

　　因為「我」熟悉認識它的「存在」，就變得很具體了，因此有了人、事、物、感覺……等時空背景。「我」是「存在形態」的主導者，「我」改變了，「宇宙世界」也跟轉動起來了。

　　在現實生活中，第七識的「我」被前六識眼、耳、鼻、舌、身、意所壓抑或淹沒，晚上睡眠時，六識眼、耳、鼻、舌、身、意遲鈍了，第七識的「我」可以大肆活耀了，經由夢來釋放。

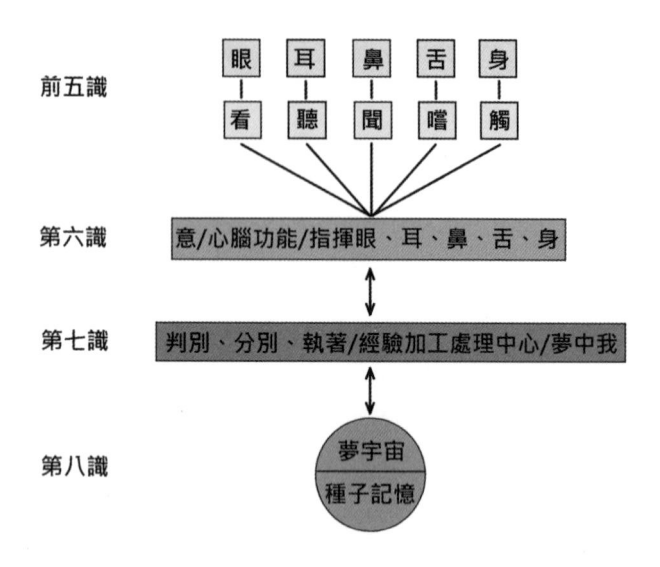

```
前五識    [眼] [耳] [鼻] [舌] [身]
          [看] [聽] [聞] [嚐] [觸]

第六識    意/心腦功能/指揮眼、耳、鼻、舌、身

第七識    判別、分別、執著/經驗加工處理中心/夢中我

第八識    夢宇宙
          種子記憶
```

（二）當心中無雜念，清淨覺知會出現

《六祖壇經》：無念為宗。

想要無念，然而滿腦子，卻是雜念妄想，可以先看本書「第二站：心理重生——夢與心理習氣的修練，壹、一般的夢，第四單元：自動化的心理習氣及情感負荷；第五單元：你受過傷，可以復原；第八單元：從散亂的心，學習返回當下」。

學習《心繫一境》心念反覆地停留在某一個心境上，專注當下活動，全身放鬆，清楚覺知身在哪裡，心在哪裡，念頭升起時，清楚覺知念頭升起，覺察……念頭，看到……念頭，接納……念頭，知道……念頭。學習專注呼吸，讓自己的心平靜下來，認識到任何事物沒有永遠不變，如實了知人生的緣起性、因果性、無常性、苦性、空性及物質身死亡必然性。

你的身體是你跟天地借用的，身體暫時為你所用，你不是你的身體。

人身難得，好好珍惜、愛護你的身體。你有很多感覺，這些感覺會傳達很多訊息⋯⋯，然而你不是你的感覺。

你可以感受到悲傷、失落，然而你不是悲傷、失落，那只是你的情緒；你可以感受到快樂、喜樂，然而你不是快樂、喜樂。

如果有強烈的情緒生起：困惑、擔心、焦慮、害怕⋯⋯，不被強烈情緒帶走，只是觀察者，觀察強烈情緒的升起、停留、消失。

你有很多情緒，然而你不是你的強烈情緒。

你不是你的思想，思想是為你所用，你可以磨練你的思想，讓思想更符合真理⋯⋯。

你不是你的念頭，觀察念頭，不跟隨念頭走，你是念頭的主人，念頭是客人，歡迎念頭來、歡迎念頭住、也歡迎念頭離開，不需要評斷念頭，念頭沒有對錯，念頭像天空的雲，心像天空，只是看著念頭來來去去，念頭不住，念頭沒有好壞。

只是看著念頭的來去，不需要責備念頭，不用限制念頭，念頭不是你，念頭只是一個念頭，原本的我是那個天空，保持清醒。跟念頭保持一點距離，也讓清靜本質像一面鏡子，安住不動的地方，看不斷變化的念頭。

當你有清淨覺知時，就像小水滴回到大海，那是一個廣大寧靜的海洋。

無論內心看到什麼？聽到什麼？感覺到什麼？聞到什麼？

當這些感官感受流過心裡時，只是看、只是聽，沒有評斷、沒有思考，讓自己的心像鏡子一樣，單純映照出世界原來的樣子。

以無為狀態，什麼都不做，像鏡子一樣，只是看⋯⋯這一切的發生，事來則應，事去則不留，內心有很多慣性反應，想要命名、想要聯想、忍不住浮現相應的情緒感受⋯，只是看這一切發生，不用刻意阻止、不用刻意讓它消失、也不用刻意助長，只是像鏡子一樣，看這些感官感受流過心裡，看著心裡自動升起任何反應，升起⋯⋯又消失⋯⋯，清淨覺知像天空，覺察這一切！這一切不會擾動清淨覺知。

清淨覺知像鏡子，看一切現象生滅變化，欣賞不同變化、細微變化。

安住在清淨覺知，如如不動，像鏡子一樣，容許鏡子以外的人、事、物的變化，欣賞變化的動能，安住不動的地方，氣定神閒，悠遊自在！在日常生活中，也能進入心靈中那個安定、安穩、不動的覺知，來看遷流萬變的訊息。

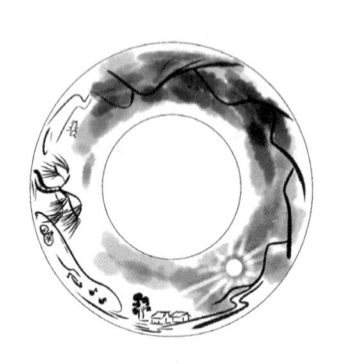

如鏡無塵
光明煥發

（三）靈魂重生的五個關鍵

2003年12月22日我的血小板低落到危險值，隨時有生命的危險，不得不住院急救，醫治過程中，進行輸血小板及使用大量類固醇，我的身體像似一面牆壁倒下，像在烈風摧殘，痛苦地苟活，內心不斷出現負面的想法及回憶，當初的我，知道身體是跟天地借用來的，時間到了，身體也須歸還天地！

於是接納身體的苦受及內心的負面想法，將注意力放在呼吸一吸一吐之間，吸氣時覺察到身體的苦受及內心的負面念頭，吐氣時將身體苦受及內心負面念頭吐出，我不斷告訴自己：「了解到這一切是因緣所造化，萬緣放下！不管生死，選擇先天俱足的清淨光明，進入本體光明。」持續提醒及精進，保持「覺」！「萬緣放下！不管生死，選擇先天俱足的清淨光明，進入本體光明。」不固執在苦難的物質身體及苦難現象，這樣狀態重複了幾百次，大約1～2個月時間後，終於有一天，醫師告訴我，我的身體已好轉了，我覺得自己像似脫胎換骨，整個生命大躍進！

當時的我，用佛經的七覺支，來核對當下的念頭，七覺支的意義：包括七個覺察方向：

1. 念覺支：專注清楚，安住正念，遠離愚癡。
2. 擇法覺支：智慧明辨、選擇善法、遠離不善法。
3. 精進覺支：勇猛精勤，勤奮學習正法，不懈怠。
4. 喜覺支：與法相應的一種法喜。
5. 輕安覺支：遠離粗重物質，身心感到輕快安穩的一種法樂。
6. 定覺支：心繫一境、心不散亂、意不斜思。

「心繫一境」是指心念反覆地停留在某一個心境上，譬如各

位正在專心看我寫的文章,什麼雜念都沒有,沒有善惡是非的分別,只是在看、只是聽。吃就是吃,喝就是喝,工作就是工作,走路就是走路,休息就是休息,或將心繫於呼吸一吸一吐。

7. 捨覺支:苦、樂、憂、喜,全部都要捨卻,才能稱為覺支。去除執著,捨斷諸想、欲想。

　　從覺察自己的心念開始啊!當初的我,只是專注在念覺支、擇法覺支、精進覺支、捨覺支這四個方向,喜樂輕安光明,自然湧現!

　　我用白話文及重新整合來表達如下:

　　我們不是活在過去的記憶,就是活在未來臆想。我們的注意力不是在物質的身體,就是活在物質現象(眼看、耳聽、鼻聞、舌嘗、身觸、意想)。

　　如果我不是過去的記憶。

　　如果我不是未來臆想。

　　如果我不是物質身體。

　　如果我不是物質現象(眼看、耳聽、鼻聞、舌嘗、身觸、意想)。

　　我在哪兒?

　　我在當下,當下即永恆、光明。

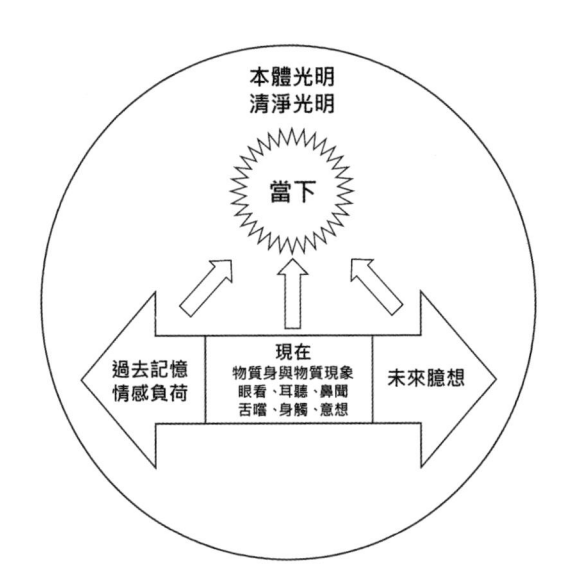

```
        本體光明
        清淨光明
           ╱╲
         （ 當下 ）
           ╲╱
     ↗     ↑     ↖
  ┌──────┬─────────┬──────┐
  │過去記憶│  現在   │未來臆想│
  │情感負荷│物質身與物質現象│      │
  │      │眼看、耳聽、鼻聞│      │
  │      │舌嚐、身觸、意想│      │
  └──────┴─────────┴──────┘
```

　　從覺察自己的心念開始,將注意力放在呼吸一吸一吐之間。

　　覺知紛飛的念頭,不迴避它,正視它,接受它,與它和平共處,就輕輕地把它帶到一吸一吐。覺知到過去、未來、身體及物質現象,不過是當下一吸一吐,不固執在的物質身及物質現象,選擇先天俱足的清淨光明,如此持續精進修練,心神統一,未離微細正念,就可慢慢地脫胎換骨,靈魂重生。

靈魂重生的5個關鍵:捨受、斷念、選擇、精進、定慧等持。

1. 捨受:接受、不執著於苦、樂、憂、悲、物質身、物質現象（眼看、耳聽、鼻聞、舌嚐、身觸）,捨離情緒、情感負荷。
2. 斷念:捨斷諸想、欲想、滅除想。
3. 選擇:選擇本體光明,融入清淨光明,放下心理種種習氣。
4. 精進:我們受到過去心理習氣（貪欲、愚痴、恐懼、不安、憤

怒、憍誑、嫉妒、仇恨、傷害、懷疑、擔心⋯⋯)影響深遠。

除非精進修練，選擇本體光明，大多數的人還是會退回心理習氣（貪欲、愚痴、恐懼、不安、憤怒⋯⋯），執迷物質身、物質現象（眼看、耳聽、鼻聞、舌嘗、身觸）。

5. 定慧等持：只有定沒有慧，易於癡定，無法斷除煩惱。只有慧沒有定，易於狂慧，心易動亂、散慢，如風中燭光一樣，雖能照亮事物，卻不能明白清楚，不能出離生死。所以定慧需平衡、等持。

《六祖壇經》「定慧品」：「定慧一體，不是二。定是慧體，慧是定用⋯⋯，定慧猶如何等？猶如燈光，有燈即光，無燈即暗。燈是光之體，光是燈之用，名雖有二，體本同一。此定慧法，亦復如是。」

定是指如如不動的這念心體「本體光明」；慧是心之「本體光明」的作用，在定中時時刻刻都清楚、明白、作主，又稱「照見光明」、「清淨光明」。

照是慧，也是心之用。這念心有體、有用，如果只是寂然不動，沒有照、沒有慧，這念心就如同木頭、石頭一般，沒有作用，還不完善，所以這念心不攀緣、不顛倒，而且要清清楚楚、明明白白、處處作主。清楚、明白、作主，又能寂然不動，這念心就稱「清淨光明」。

定慧本是一體，在修練的過程，先要心清淨（可參考：知夢有九個心智歷程——戒律心：規律生活作息，斷惡防非，內戒於心，外戒於身，起居坐臥遠避惡事，不做傷害自己及別人的行為，出入動靜，隨順善緣），有智慧才知道返照，才能看到自己的煩惱。

人活著時，身體還在，物質身體是極為粗重的。

如果身體死了，夢宇宙的種子記憶不死，依不同因緣現前，如果未清楚覺知，會被各種感官欲望與情感所糾纏，再度落入物質身體，如此生死流轉，生死死生，重複輪迴，或許我們會說看不到、感覺不到如幻人生？

無法了知人生如幻，這需要心靜下來，這不是指人的肉眼可見到物質身體，而是一種心的生命能量，屬於較微細的心能量，指肉眼看不見卻具有推動生活作用的生命能量。

一般人可從容易掌握的物質身開始，鍛鍊自己的身體開始，同時在念頭下功夫，這樣才會更容易身、心、靈魂重生。

身、心、靈魂重生基礎原理，是建立在人的身體與宇宙萬象是一體的，由外粗物質身到內微細的心能量體，當心能理解有信心，也可從物質身修練開始，穿透氣、脈、身、境，會使身心產生生理、物理的實質變化。

我在這兒引用洪啟嵩老師著《夢中修練》此書五個口訣與說明：心如、氣鬆、身空、脈柔、境幻。這五個口訣，是從粗物質身體修練開始，達到氣鬆、脈柔，然後心不受過去心理習氣影響，心如其本相，了知現象空性、境幻、無常，然後回到先天原本俱足的本體光明，成就一切。

1. 心如

心如就是實際如其本相，也就是心、意識在觀察萬事萬物時，能如其本相，不加以扭曲，不受到制約，呈現本相。

《六祖壇經》：無念為宗、無相為體、無住為本。

首先從無念開始，先練習讓你的心念，不要在妄念上面打

轉,無念是沒有自我中心的執著。其次「無相為體」的無相,是沒有我與非我對立的相,無自我相、無非我相,亦即沒有「是我、不是我」的二元對立。

最後,無住即是如《金剛經》所說的「應無所住」,而升起觀照的智慧,照見萬物,了知世間的一切都離不開因緣,一切緣起緣滅、緣生緣聚、緣滅緣散,沒有什麼可執著,心在觀察萬事萬物時,不捲入心理習氣就能如其本相。

2. 氣鬆

心、意識的流動,形成氣機的流行,心為王、氣如馬,當心與氣相聚時,心氣轉動,生命才會有力量。如要心氣轉動自如,氣必須放鬆,氣鬆表示沒有執著,執著會緊張、身心僵固,不利身心。

3. 身空

身體包含細胞、五臟、六腑、骨骼、肌肉⋯⋯,如果身體僵固緊張,則百病叢生,當心能含容萬物,身體自然放鬆、放空,血脈通,氣機旺。

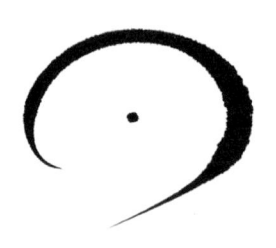

心包太虛
廣大無邊

4. 脈柔

氣的通道是脈,當脈阻氣塞,身體易生病,脈僵硬則脈易脆不通,氣息不通,不能推動生命力。當脈柔軟、氣充足,氣血圓潤,體康心健。想要脈柔則需脈不緊張、不僵固,當心處自在無執的狀態,脈就會顯現致柔的智慧氣。

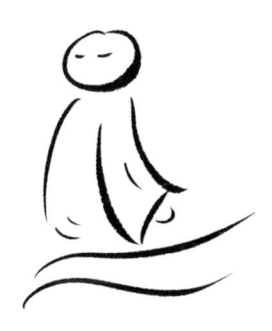

脈柔則無窒礙！

5. 境幻

一般物質世界受到「眼看、耳聽、鼻聞、舌嘗、身觸」及主觀意識「我欲」所支配,動搖我們的內心。

我們「六根——眼、耳、鼻、舌、身、觸、意想」有喜歡討厭,就會取捨,例:當我們逛街看到櫥窗喜歡衣服,這時「眼根」很強,雖家中已有很多衣物,「眼根」會聽嗎？

不會,還是一直買,在生活中「六根——眼、耳、鼻、舌、身、觸、意想」很強勢,很固執,降伏「六根——眼、耳、鼻、

舌、身、觸、意想」是沒有那麼容易。我們喜歡看、喜歡聽、喜歡吃、喜歡講、身體喜歡觸摸、意念喜歡想，都已經習慣了，然而這樣生活到臨命終時，一口氣沒有了，這時「六根——眼、耳、鼻、舌、身、觸、意想」，沒有主宰能力，死時後悔就太慢了。生前就要學習「不固著」在「六根——眼、耳、鼻、舌、身、觸、意想」，不讓「六根——眼、耳、鼻、舌、身、觸、意想」當家作主，了解物質現象「眼看、耳聽、鼻聞、舌嘗、身觸」及主觀意識「我欲」，是因緣聚會，無常變化，沒有一個長久不衰的現象，當我們的心，明白物質境界如夢幻變化萬千，就可以心轉境。

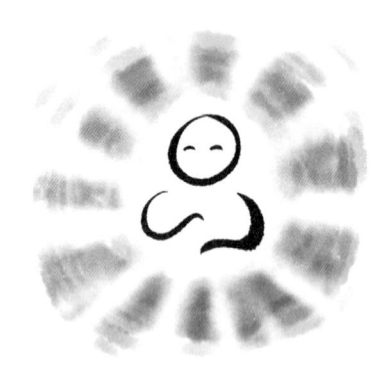

境如幻　心轉境

不管是從「觀念頭」或是從「修練物質身」，目的都是相同的，各位可從覺察念頭開始，同時鍛鍊物質身，而達到身、心、靈魂重生。

貳　內心無限光芒——明光睡眠

一、三種睡眠：無意識的睡眠、夢的睡眠、明光的睡眠

一般性的睡眠過程，意識從感官退出，身體疲憊、內心散亂、內心的影像或念頭，從頭腦淡出，然後消融在黑暗或空白之中，處在無意識狀態。當夢生起，我的感覺與夢中的影像關係夾雜在一起，追隨夢和念頭，在夢中是有意識，認同夢的自我（如果身體疲倦或內心睏倦會不記得夢，然而活動心還在），主觀意識的我並未生起，在夢或念頭的干擾下，活動心消融在心性中，進入黑暗或空白的體驗，睡眠之中，失去意識，於是我們無法安住那一個「覺知的能力」，往往無法處在無夢無念深眠。其實睡眠本身就是無限的光明，「清淨的覺知」是我們的根源，這才是我們真實的本質，當我們無法保持清淨的覺知，體驗無限光明，可多練習「第二站：心理重生——夢與心理習氣的修練」。

我將睡眠分成三種：無意識的睡眠、夢的睡眠、明光的睡眠

（一）無意識的睡眠

睡眠的目的就像充電，使身體獲得滋養，消除身體的疲倦。帶著疲倦的身體或散亂的內心入睡，由於內心困倦，容易迷失在念頭、夢或活動心之中，消融在無意識入睡。大部分的人，將睡眠當作充電，恢復身體活力，忘了將睡眠轉成修練及意識轉變的契機。

（二）夢的睡眠

　　白天五官（眼、耳、鼻、舌、身）抓取資訊，頭腦（意念）的讀取及整合，帶著情緒於晚上入睡。情緒活動，形成夢的主因，由於內心貪執、憤怒所引起的情緒，接下來就會有五花八門的情緒活動，形成夢的程式，這是因由過去心理習氣所產生的內心活動，我在這兒引用《二程遺書》中故事做為說明：

　　宋代理學家程頤少年時非常喜歡打獵，捕到獵物以後，就把獵物分給僕從；有時一無所獲，他也不覺得遺憾，只要馳騁在獵場盡興，他就覺得很滿足了。

　　不久把自己的興趣全部轉移到讀書方面，吟詩作文，鑽研學問。他覺得原來把打獵作為人生樂趣未免太粗俗了。

　　有一天，程頤和周敦頤老師閒談，在談到打獵時，程頤說：「老師，我現在已經不愛好打獵了，看到別人去打獵，我也不會動心。」

　　周敦頤聽了，笑著說：「你說的不一定對。依我看，現在你只不過把打獵的心思深埋在心底，潛心求學，將來你學成之後，有了空暇，它還會死灰復燃的。」

　　後來程頤考中進士，當了衛元縣令。衛元縣有很好的獵場，然程頤卻從來不去打獵。有個冬天，程頤請假回河南老家探親，在家中住了兩個月。有一天，他騎馬外出，忽聞一陣人聲馬嘶，只見少年時打獵的朋友騎著馬奔了過來，其中一個人說：「程兄，你是圍獵高手，又難得回來，今天一起圍幾圈獵怎樣？」

　　程頤看到朋友們個個精神抖擻，聽著馬鳴和犬吠，心中湧起難以抑制的衝動，多年前的愛好似乎一下子就回復，於是，就往獵場奔去。

（三）明光的睡眠

是指無夢的深睡，身體沒有疲倦、內心沒有情緒、沒有貪執及憤怒的念頭。身體睡著了！沒有念頭、情緒、夢、活動心，未迷失在黑暗或空白，消融了二元性——主體我與客體夢，全部念頭消融了，一切都放下，剩下「覺」，將這「覺」融於空性，覺與空性合一「覺空不二」，你就是那個光芒，就是清淨光明，這不是你體驗到情境或心理狀態，你本身就是光明、喜樂、清明、不動、無參考點、無分別的、無周圍或中間，直接了悟覺知我們原本根源就是清淨光明。

覺空不二的歷程

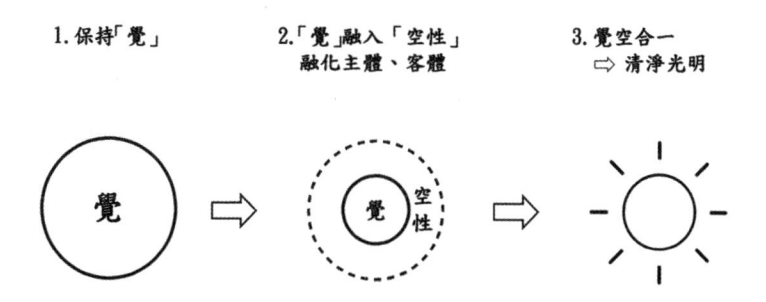

1. 保持「覺」
2. 「覺」融入「空性」融化主體、客體
3. 覺空合一 ⇨ 清淨光明

我在這裡引用《釋迦牟尼佛傳》〈心淨則佛土淨〉的故事。

舍利佛尊者聽到佛說：「心淨則佛土淨。」心想：我所看到的娑婆世界到處充滿丘陵、砂礫、荊棘，難道佛陀修的心不清淨？

釋迦牟尼佛知道舍利佛心中所想，說道：「諸位啊！不要看娑婆世界有穢惡，就以為我的國土不清淨。請你們不要以常人的想法測度諸佛國土。」

說罷，釋迦牟尼佛就起身，腳尖觸地，頓時，三千大千世界煥然一新，娑婆世界與十方諸佛淨土毫無兩樣。大地平坦，黃金為地，在場的每個人都端坐在蓮花上。

釋迦牟尼佛說「心淨則佛土淨」，是指「本體光明」，這念心「本體光明」不攀緣、不顛倒，清楚、明白、作主，又能寂然不動。

一般人說「心淨則佛土淨」，常處是口頭禪罷了！或停留在「概念心」或「活動心」，你能分辨「概念心」、「活動心」、「清淨覺知」與「本體光明」的差異嗎？

「概念心」是以二元分立觀點來看存在，內在以主觀意識的我，觀察周圍客觀環境，以二元性（主體、客體）參與經驗，通常視為這是「我」、「我的體驗」，貪執於部分經驗，排斥其他體驗。

「活動心」是依附在心理習氣：愚痴、恐懼、不安、貪執、憤怒、憍誑、嫉妒、仇恨、傷害、懷疑、擔心……所產生的心理習氣，內心忙碌於念頭、影像、回憶、情緒、內心對話、評斷、涵義和幻想之中。

「清淨覺知」當心中無雜念，清淨覺知會出現。

「本體光明」詳情請看「第四站：本體光明」。

不是擁有什麼

不需要外在境界

不在二元性

是無限、自由、無死

練習：

在修練中我們必要工作就是分辨「概念心」、「活動心」、「清淨覺知」與「本體光明」的差異。

有什麼心得？請寫下來！

二、明光睡眠的四種障礙

自身散亂、懈怠、妄想、睡不安穩與忘失。

（一）自身散亂

心無法專注，注意力追逐散亂境界，心迷失在感官（視、聽、觸、嗅、味）世界，可培養專注及平靜的心，學習不受到外在環境的干擾——視覺、聽覺及觸覺……等，不評斷、放下期待與想法、友善、仁慈、接納當下發生的情況。詳情可看本書「第二站：心理重生——夢與心理習氣的修練，壹、一般的夢，第八單元：從散亂的心，學習返回當下」。

（二）懈怠

是指內心的懈怠，缺乏內心的力量和覺性，心到處遊走，模模糊糊卻感覺舒服，一般人的毛病就是放縱自己，不懂得約束自己的身、口、意，放縱自己的心理習氣，以為是灑脫自在，碰到一下病苦就懶惰了；碰到諸事不順，一下就逃避，然而最後還是逃不過，還是會面對身心的痛苦。鼓起勇氣，面對自身的毛病，知錯認錯，如臨深淵，如履薄冰，對治我們的身心的懈怠，需要決心與毅力。

（三）妄想

　　內心忙碌於念頭、影像、回憶、情緒、評斷、幻想之中，心升起相應的記憶或想像，產生情緒反應而捲入其中，迷失於猜想中，心向外奔馳，陷入追逐事務，這種情形像似頭腦制約（conditioning）。

　　今天我們所看到的果，是過去的因所形成，如果身體疼痛，可能是身體受傷，也可能是心糾結，才會心痛。讓我們集中注意力在這心痛，如果未化解心痛，就會不斷重複同一經驗，造成惡性循環，我們時時刻刻離不開這制約，然而這個制約並不代表真正的我。

　　人一生的制約，發生在身上的任何事，不論大小都會被記錄保存在潛意識的記憶：知識、語言、行為、念頭、感受、價值觀、評價⋯⋯，通常不會乖乖地躺在那兒，依據不同因緣狀況，出現在白天精神的活動、生活事件及晚上的夢幻之旅。

　　想要了解頭腦運作的規則，就像剝洋蔥，一層一層剝開全部記憶制約，剝到最後剩下什麼？可能是「沒有」，「沒有」相對的概念是「有」，「沒有」與「有」是相提並論的二元性，這還是頭腦運作，還是需要剝掉，剝到底，可以親自體驗是什麼？

　　剩下是「覺」，最純、最初的「覺」，這個覺，在知道之前就存在。

　　如何剝洋蔥，一層一層剝開全部制約，剝到底，實際案例詳情可看本書「第二站：心理重生——夢與心理習氣的修練，壹、一般的夢，第七單元：藉由夢來療癒——文龍案例及練習」。

（四）睡不安穩與忘失

根據世界睡眠協會指出，睡眠問題已經是全球性的流行病，威脅著全世界將近一半人口的生活品質，台灣5個人中有1位有睡眠問題，越來越多人都有「睡不好」「睡不著」的困擾。睡眠跟大腦、心臟有關，思緒太多及運動不足都有不好睡的現象，如何才能改善睡眠品質？生活作息及飲食習慣是否合宜？有培養健康的睡眠習慣嗎？本書已一一在「第一站：身體重生——好好睡」中說明。

如果睡不好，可先放下明光睡眠，從「第一站：身體重生——好好睡」開始，善用「捌、身心舒眠的基礎」中的「每周睡眠日誌」及「每周睡眠品質檢查表」，找出睡不好的因素。有些人好好睡之後，無念就直接到明光睡眠，規律充足睡眠是很重要，神足才能氣清。

科技世界到來，讓現代人越來越晚睡，通常睡眠時間不足，大都不記得夢，忘記有益的體驗，錯過你身心重生的機會，記不得夢，怎麼辦？

準備一本生活及夢境日記，並每天醒來時，先不用急著起床，而是眼睛依然閉起來，覺知一下身體的感受，如有夢境，回想一下夢境，然後動動身體，再開眼起床，記錄下夢境的情緒及感受、想法、事件，如果記不得夢，就記錄起床時的身體感受及昨天活動及感受。經由記錄生活及夢境日記，可以強化觀照力、覺察力，讓自己好好睡，可以改善忘失的現象。

生活及夢境日記內容：

1. 日期。
2. 入睡時間及起床時間。

3. 身體感受及夢境內容、感受。
4. 昨天活動、昨天感受。
5. 重寫你的夢境：進行提醒、重寫、排練。
6. 覺察反省：

    帶給你什麼樣的禮物？

    發現它正在提醒你什麼？

    讓你清楚原來不清楚的地方是什麼？

    讓你領悟明白到什麼？

    自我改變是什麼？

    感恩這一切的發生與恩典。

正視睡眠及夢的重要性，先讓自己有規律充足的睡眠，覺知力才會較為清晰，較容易記得夢。有關夢，可詳閱本書中「第二站：心理重生——夢與心理習氣的修練」。

如何克服明光睡眠的四種障礙：自身散亂、懈怠、妄想、睡不安穩與忘失？

這兒引用顏回的故事，他在困苦環境中克服障礙，進入內心無限的光芒。

顏回是春秋末期魯國人，十三歲從學於孔子，是孔子的學生。「一簞食，一瓢飲，在陋巷，人不堪其憂，回也不改其樂。」敘述顏回「安貧樂道」的精神，飲食、居處都貧陋，一般人都不能忍受這種生活所帶來的憂苦，顏回不改變他學習的樂趣。

據《論語》中記載：顏回敏而好學、德行出眾、志向遠大、尊師重道，真正能夠做到「謀道不謀食」、「憂道不憂貧」。有人

問孔子，說一個人雖然貧窮，然保持內心安寧，這算是優秀的人嗎？孔子說：顏回就是貧窮而能快樂，他並不是喜歡貧窮，而是能夠在學習知識和實踐道德中找到快樂。

顏回虛心學習、修養自己的德行，不誇耀自己的長處，不把工作推給別人「無伐善，無施勞」，又能不把怒氣發在別人頭上，有過錯便改正，不再犯，「不遷怒，不貳過」。孔子曾說：最好學的就是顏回，如臨深淵，如履薄冰，時時刻刻覺察內心及修正錯誤。

自身散亂、懈怠、妄想、睡不安穩與忘失這四種障礙，需要自己時時刻刻覺察內心及反省，願意改過。

三、明光融於晝夜周期

進入忘我冥想，有深度放鬆作用，請使用電腦及有線網路；如使用手機，請將手機遠離心臟及頭部，避免電磁波干擾冥想。

進入忘我解決問題冥想（22 分鐘）

1996年我出版第一本書《無意識催眠技巧》，內有忘我冥想，感到興奮！我每天都有依據它，練習「進入忘我解決問題」冥想，將念頭、情緒放掉，身體放鬆放空，身體睡著了，沒有念頭、情緒、夢、活動心。

從日落到睡覺，睡覺到晨起，醒來到心投入白天活動前，白天到日落前，不管清醒或睡覺，我都處在無念無想的狀態，身體及感知都融入光中，看到我、床、桌子、食物、活動空間、他人……，晝夜24小時，我、物質世界與無限光芒是融合成一體，整個存在空間都是無限光芒，內心感到平靜安寧、喜悅，超過言語可以形容！這樣清淨光明狀態，不管是睡眠或清醒，晝夜24

小時持續約三天,當我起一個念頭:我怎麼會在無限光芒中?整個無限光芒就瞬間消失!我就從無限光芒回到純物質世界。

「進入忘我解決問題」冥想,有深度放鬆作用,請使用電腦及有線網路;如使用手機,可用耳機或擴音,請將手機遠離心臟及頭部,避免電磁波干擾。

進入忘我、解決問題冥想的內容如下:

1. 選一個安靜的空間,身心放鬆地坐著或躺著。
2. 拿紙及筆寫下須解決的問題,或在心中默想須解決的問題,其架構如下:

現象	結果
原因	影響

3. 進入忘我狀態:仔細看或思考問題架構,然後做心理及生理上的配合如下:

   A 生理

   (1) 調整身體:調整身體,讓全身感到非常舒適、自在,當眼睛輕輕閉上時,全身感到全然的放鬆、全然自在。

   (2) 調整呼吸:暗示語一將注意力集中在你的呼吸上,將清新的空氣吸入,察覺體內哪一部分是緊張、不安的,當察覺到時,請將空氣溫柔地帶到那兒,給它一個愛的訊息,對它微笑,允許自己將它隨呼氣一併完全帶走。

   將大自然、宇宙精華之氣吸入。

   將體內之穢氣呼出,排出體外。

   將大自然、宇宙之光明吸入。

將體內之黑暗呼出，排出體外。

將大自然、宇宙之益處吸入。

將體內之污穢呼出，排出體外。

B 心理

〈暗示語〉

(1) 如任何思緒、念頭是塵埃，塵埃落定了！塵埃落定了！

(2) 心如平靜湖水，任何思緒是風，風已完全停了，這湖水是那樣地平靜、清澈，那樣地乾淨。

(3) 來自天邊，遠處有一個聲音告訴你——「忘我」，忘我就是忘掉自己的念頭、思緒，忘掉思考、忘掉想像、現在、未來、過去……。

4. 得到比喻：進入忘我狀態，不需長時間或特別努力才能做。

〈暗示語〉

其實一開始潛意識就會告訴你，所以不需太久就可得到字、圖片、感覺或影像，現在把這項要求交給潛意識，它知道答案、看到答案，而且會顯示出來。完全相信潛意識，讓心智保持放鬆。若還沒有得到答案，就要再放鬆，更忘我，答案就會來到你心中，就像從烤麵包機中跳出來的麵包。若還沒有得到答案，就先忙別的事情，很可能在你忙著別的事情時，答案就會湧現在你心中，然後再繼續。

明光融於晝夜周期分為四個階段，以太陽日落、日出為兩個基準點，以「覺」為中心，保持「無二覺知」，覺知融化二元性：主體與客體，剩下「覺」，睡覺時覺性融入空性「覺空不二」。

日落後，象徵夜晚到來，萬物寂靜，從日落到準備睡覺，

睡前萬緣放下,息心止念,保持「覺」,覺知融入二元性——主體與客體「無二覺知」,安住清淨覺知,睡覺時將覺性融入空性「覺空不二」,這段期間很容易進入明光。

日出後,象徵白天到來,醒後保持保持「覺」,「清淨的覺知」投入白天活動,覺知融入主體與客體,安住「清淨覺知」,覺知當下,也可進入明光,這段期間最難成就明光。

明光融於晝夜週期

白天心神統一

第三階段
醒來到心投入
白天活動前
——培養清淨覺知

第四階段
白天到日落前
——覺知當下,
安住清淨覺知

第二階段
睡覺到晨起
——覺性融於空性

第一階段
日落到睡覺
——安住清淨覺知

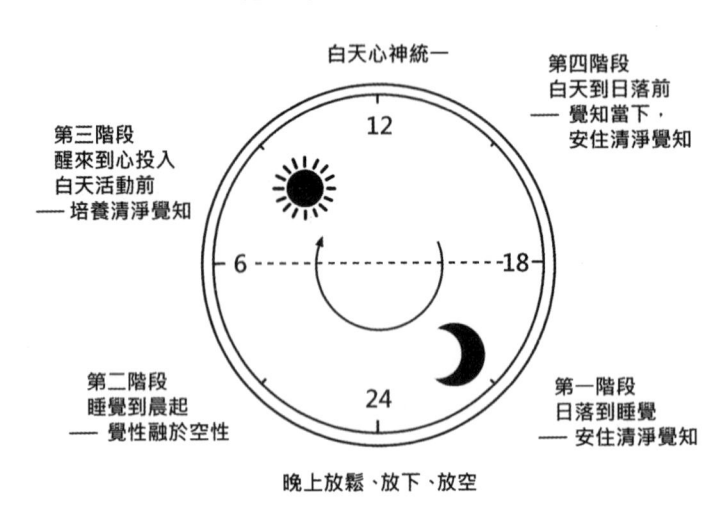

晚上放鬆、放下、放空

第一階段:從日落到睡覺——安住清淨覺知

從日落到睡覺,也就是晚上,每個事物都變暗了,這時候我所看、所聽、所說、所想、或所感外在現象都變得不清晰了,

當夜晚到來，如果還是不想休息睡覺，念頭紛飛，心還忙於世俗的事物，睡覺時可能流入無意識之中。

將「世俗我」、感官經驗、念頭、情緒和心識放掉，剩下覺性，融化二元性——主觀意識與客體環境，保持「無二覺性」，「覺」並未睡著了，只剩下「覺」，最純、最初的「覺」，安住清淨覺知就像許多小水河流向大海，流向寬廣、寂靜、光的大海。

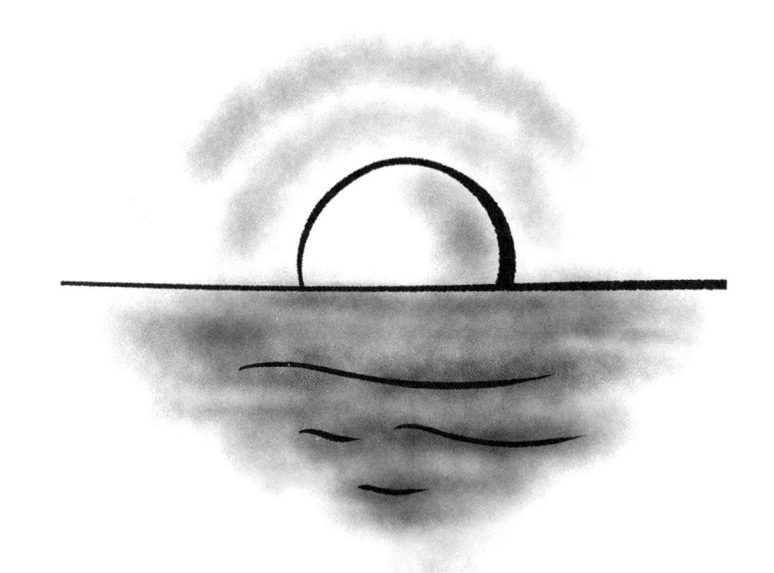

生命有限

覺海無盡

第二階段：睡覺到晨起——覺性融入空性

睡覺到早晨起來之間，早晨是指黎明，這個時段是寂靜，萬物變得黑暗，身體睡了，已經失去外在感官知覺，如果還可保持「覺」，覺性融入空性，就會出現明光！

所以睡前萬緣放下，息心止念，一念不起，讓自己睡覺時安住「覺」，將覺性融入虛空「覺空不二」，這個階段睡覺期間是最容易成就明光睡眠。

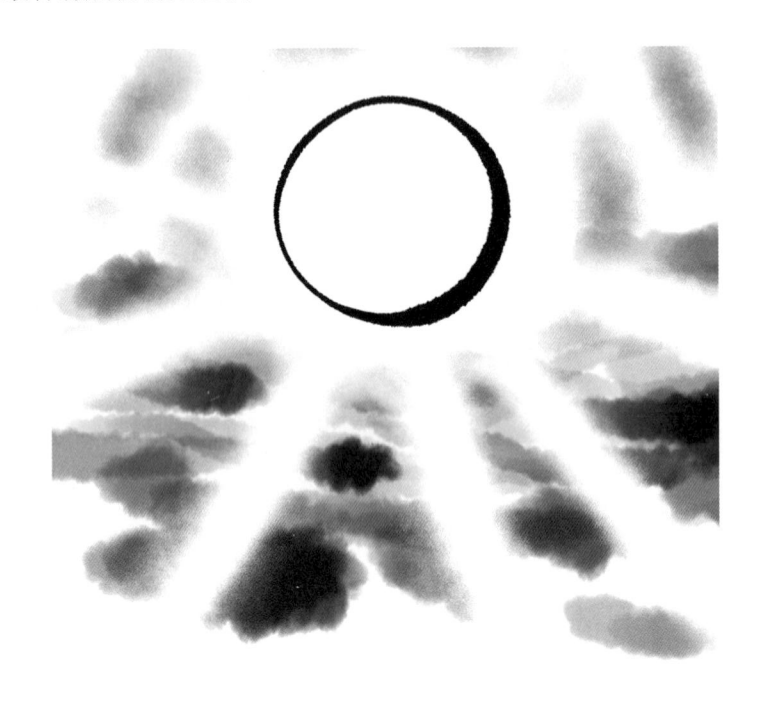

第三階段：醒來到心投入白天活動前——培養清淨覺知

此階段是從睡眠中醒來到心投入活動之間，從靜態睡眠轉

移到白天的活動，醒來的第一個剎那，「概念心」、「貪執心」尚未清醒過來，建議延後甦醒，在「覺」中醒來，眼睛可先閉起來，去覺知一吸一吐，覺知身體及心理感受，然後覺知自己眼皮張開的感覺，緩慢移動起床，覺知起床後每個動作的過程，這樣會有清靜的覺知，腦袋不會一片空白。

現代人通常晚睡或睡不足，起床是被鬧鐘叫醒，然後匆忙趕去工作，一醒來就趕緊投入白天活動，失去覺知，腦袋通常一片空白，中間過程失去覺察。

如果起床後到投入白天活動之間，中間空檔時間不夠，很容易失去「覺」，可以前一天晚上早點入睡，安排自己有充足睡眠，起床後也有足夠時間來慢活。建議在「覺」中醒來時，提醒自己，不失去覺性，不在世俗心匆忙醒過來。

當我們接觸一個剛出生的嬰兒，看到日出日落的奇觀，在當下沒有外界任何雜染、沒有念頭，在某一時間、某一部分，直接或間接達到本體光明，我們都有過清淨覺知，經歷本體光明的經驗，只是每個人時間長短不一，培養清淨覺知的穩定性是很重要的。

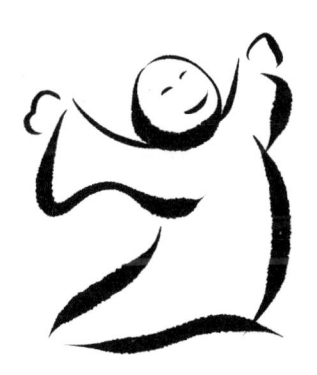

第四階段：白天到日落前——覺知當下，安住清淨覺知

這個階段是白天活動期間，忙碌投入「世俗我」物質世界，沉入影像、聲音、感覺、氣味、情境，啟動念頭、活動心、概念心，和物質世界頻繁互動，如果你被物質世界所迷惑，就會失去「覺」，這階段「世俗我」與「本體光明」需要平衡，當了解「本體光明」可以滿足「世俗我」所有問題，明白保持「覺」的重要性。

在白天清醒生活中，全身放鬆，覺知當下，清楚覺知身在哪裡，心在哪裡，念頭升起時，清楚覺知念頭升起，讓心像寬廣清澈的天空，「念頭」及「活動心」像天空的雲，來來去去，不抓取、不固著，保持覺知，融化主觀意識與客觀環境，不落入二元性，保持「覺」，安住「清淨覺知」，明光就會出現，這個階段是最難成就明光，需要堅定的信心、精進心及定力。

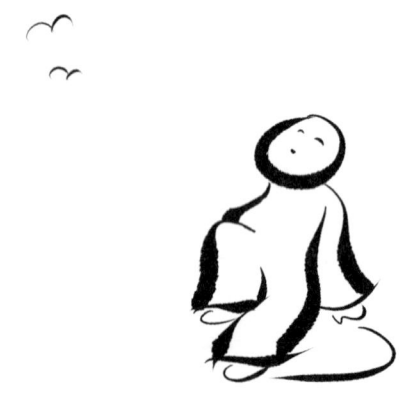

生活中的散亂、懈怠、妄想、睡不安穩這四種障礙，讓我們失去「覺」，需要自己覺察內心及反省，願意改過，持續真實修練即親自體驗，直到「覺」穩定下來，時時刻刻提醒自己在

「覺」中。「了解」是概念心,「概念心」無法真實體證效果,也無法產生質變效果。

　　心繫一境,專注於一吸一吐,心神統一,培養「覺」的狀態,在靜態中覺知呼吸,一吸一吐,在動態中覺知當下身體或當下活動,例:起床開始,覺知起床、盥洗時就覺知盥洗、吃飯時就覺知吃飯……等活動,睡覺時覺知腹部起伏一吸一吐,覺知到整個活動過程,並沒有人起床、盥洗、吃飯……,而是呼吸、意念、移動、品嘗、接觸、感覺,覺知過程的形成與消失時,是在一剎那間發生,沒有任何事物,可以抓住你,或你可握住什麼,一切事物都在剎那間變遷,當「覺」融入主體與客體「無二覺知」,只剩下「覺」了,最純、最初的「覺」。

　　如果無法安住「覺」,加強練習「第二站:心理重生──夢與心理習氣的修練,壹、一般的夢,第八單元,從散亂的心,學習返回當下」。如果觀照自己的念頭有困難,建議加強修煉「第二站:心理重生──夢與心理習氣修練」。好好修練,循序漸進,保持「覺」知。

四、明光三種融合──清醒生活、睡眠、死亡

　　1994年3月18日[2]我搭自強號火車北上,在車上看書,突然「碰」一聲,手裡的書被撞擊往上

---

[2] 1994年3月18日,北上1008次自強號於海線鐵路行經大肚──龍井間頂街平交道時,撞上滿載鋼捲片的大貨車,造成前3節車廂出軌,貨車上的鋼卷射入車廂內,導致包含機車長、督導員在內,共9人死亡,24人輕重傷。

拋，整個車廂強烈的震動及搖晃，眼前看過去，像在迷霧之中，好像在夢中。

整個車廂的人，不斷的發出呻吟聲音及求救聲，鬼哭神嚎，像似電影鐵達尼號沉船前那一幕，有人呼喊耶穌的名，有人呼喊阿彌陀佛，有人呼喊媽祖，有人呼喊阿母，各種聲音此起彼落，我並未受到這恐怖景象所動搖。

我不知道，當時的我是生或死，我需確認一下！我去拿書，竟然拿不起來！我覺知到我的靈魂已出離我的身體，我告訴自己：接受這一切生死因緣，我接受身體死亡，我要放下世間的一切，尋找明光！我知道這是一場夢，我要進入明光！

沒有念頭，全然專心一致，只想進入明光，沒有我、沒有生死，起心動念都在清淨的明光，內心升起一股清淨的安定，我發現右前方有一道強烈的明光[3]，我想移動進入那一道強烈明光，發現無法移動我的身體，我的靈魂已經出離身體了，僅剩下我的一腳還黏在一起，我思考一下，我的靈魂是直接抽離，或是再回到身體。後來我決定讓靈魂再回到身體，我使盡所有的力氣回到身體，經過好幾十次努力，靈魂還是無法完全進入頭的部位，我非常專注，非常專心讓我的靈魂與身體在一起，才能移動我的身體。整個過程非常地困難，無法站起來，只好趴在地上緩慢地移動，不斷地努力，緩慢地爬行，以堅定意志，朝向右前方的光移

---

3 《西藏生死書》第17章〈內在光芒〉提到身體（地、水、火、風）分解過程的結束和地光明的顯現，即在呈現一個嶄新的開始。臨終的分解過程，最後是「完全證得」階段的黑暗經驗，它被描述成「黑暗籠罩的天空」。地光明的生起，就好像是黎明前虛空的晨曦，以能量和光放射出來，就像太陽在那個清朗和廣闊的虛空生起一般，我們把這種聲、光、色的展現稱為「自性的現前」。

動,移動過程像蝸牛一樣慢,心中並沒有任何雜念及想法,只是專一讓身體與靈魂在一起,回到身體,用意念指揮身體,移動身體,好漫長艱辛的路程。雖然從肉眼看是很短的距離(從座位到車門),對當時的我而言,卻是無比艱辛漫長的路程,最後在地上緩慢爬行,以堅定不動搖的信心,慢慢地往右前方的明光移動,終於移動身體,進入明光,真棒!

當一腳踩入明光時,竟然踩在石頭路上,身體竟然可以站起來了!回頭看,發現自己踩到車廂門外的石頭路,往右看車廂被撞擊分開,脫離原來軌道有好長的距離,我往車廂內的人大喊:「車廂被撞開了!」

突然間車廂的人,好像從另一個世界回來了,剛才鬼哭神嚎的聲音瞬間消失,回到正常人的反應,開始整裝衣服,急忙離開車廂,沿鐵軌回到鄰近車站,這時候車站傳來廣播:「可以退票及退費。」車廂的人,都趕緊走到月台退票退錢,我問其中一位,剛才在車廂發生了什麼事情?他好像全部都忘光了,只想要退票退錢,彷彿沒有發生剛才的事件,或許這是一段共同被遺忘的記憶,我覺得這次經驗太特別了,我不退票,我要將車票留下來,紀念進入明光經驗。

隨時做好死亡的準備,以死亡為師,臣服就是超越!何其幸運能活下來,感恩天佑蒼生,天恩施德,感恩這一切所給予的恩典,讓我活下來!

當萬緣放下,不起念時,白天也會出現本初清靜的明光,在臨終時,當身體(地、水、火、風)分解過程融合空性,明光也會出現。

當時的我已經做好死亡準備,沒想到進入明光,後來又回

到人間。

明光融合在清醒生活、睡眠、死亡三個階段。

當認識本初清淨明光,會感覺到本初清淨明光是無限、無死、自由,它隨時陪伴你——清醒生活、睡眠、死亡,然而你卻不認識本初清淨明光。

我這兒引用偈語:

「真人不講理,處處隨著你,睡時伴汝眠,醒時跟汝起,你不認識祂,祂卻認識你,有朝看破祂,諸佛皆歡喜。」

真人就是本初清淨明光,生活中每天二十四小時沒有一秒鐘離開我們,都跟隨著我們,不管清醒或睡覺,神性或佛性隨時陪伴著我們,當死亡來臨時,祂也來接我們,我們不認識祂(清淨光明),可是祂認識我們,當我們不落入二邊,保持清淨覺知,覺性融入空性,未受到心理習氣(業種)控制時,那時的我,認出本初清淨明光,許多美好神奇的明光體驗就會發生。

五、五大融解——地、水、火、風融於空性

生命的本質是明光。我們先天就俱足本體光明,生時從光中而來,死亡時也會回到明光。這種光正是萬物的根源,不存在於物質界的現象世界。

當專注於自己的內在,萬緣放下,一念不起,就可體驗這種清淨的明光!

在臨命終時,身體四大分解——地、水、火、風融解時,當覺性融於空性,就會容易認清光明本性。想要體驗回歸光明本性的人,需要修練觀照內在、萬緣放下、一念不起。

以下是我瀕死時，回歸光明的體驗。

2003年12月，我突然血小板低落，醫生告知有生命危險。不斷地重複到醫院急診輸血小板，有一次回家休養時，晚上睡覺的時候，我感受到嚴重心律不整，導致呼吸非常困難，心跳跳到亂碼，好像快要不能呼吸了。接下來內視看到心臟的血像尼加拉大瀑布狂瀉不止，無法控制，內在有一個強大的咆嘯吶喊聲：「來不及了！」好像我來不及挽回我自己的生命，感覺到我的身體正在解離！

呼吸困難不是我可以自主的，心跳跳到亂碼不是我可以承受的，心臟的血液像似狂瀉不止，我感到來不及了！無法預料！失控！無法自主！

我的靈魂衝出我的身體，我覺得物質身體已經死了，然而我起床的時候，發現我的靈魂可進入我的身體，我沒死，感覺到我的靈魂好像飄在身體的上方，好像踏在雲端上，未能真實感受地板的厚重感，身體輕飄飄的，我感覺到床上、書桌、地板……種種物質的東西都在發光，我自己也在發光，過了三天後，我才感受到真實踏在地板上，感受到地板堅硬的感覺，不再是踩在雲端輕輕的感覺，再過一周，我才找回那種活在地球上的感覺，腳踏踩在地板的厚重感覺。

後來才了解到，我經歷身體崩解死亡過程：風大崩解（呼吸）、水大崩解（液體），還好未經歷到火大（溫度）、地大（重量）崩解，何其幸運回到地球重生。經由此次特殊的經驗，何其幸運，與明光融合，經歷如此多苦難及痛苦，讓我明白到平時清醒生活、睡眠、作夢、臨終時，然須保持覺知，不落入心理習

氣，萬緣放下，否則會進入痛苦深淵，所以平時就要做好修練及準備進入明光。

身體崩解死亡過程，我在此引用索甲仁波切所著《西藏生死書》第15章〈死亡的過程〉，摘錄內容如下：

死亡的過程，它主要包含兩個分解的階段：外分解和內分解。外分解是五根（眼、耳、鼻、舌、身）和五大（地、水、火、風、空）的分解，內分解是粗細意念和情緒的分解。

人體的存在，是由地、水、火、風、空五大元素所決定的，透過五大，我們的身體才得以形成和維持，當它們分解時，我們就死了。

死亡過程，外四大的分解

地大分解

我們的身體開始失掉它的一切力量，一點力氣也沒有，變得軟弱無力，變得錯亂，隨即又陷入昏迷狀態。

水大分解

我們開始無法控制身上的液體。流鼻水、流口水，眼淚可能會流下來，大小便也許會失禁。

火大分解

身上的溫度開始降低，通常是腳和手開始冷起，最後是心臟。我們再也不能喝或消化任何東西，可減食。對臨終的人來說，內心的經驗如火焚身，陷入熊熊烈火。

風大分解

呼吸越來越困難，空氣似乎在喉嚨裡逸散，發出粗重的聲音；吸氣變得短而費力，呼氣變得比較長，產生幻覺，看到種種

幻影。

內分解

在內分解的過程中，粗細意念和情緒都在逐一分解，當我們死亡的時候，它就好像回到我們的本來狀態，一切都消散了，因為身和心已經被解開。貪、嗔、痴都死了，這表示一切煩惱（輪迴的根源）都不再發生作用，因此出現一個間隙，會帶到心性的本初基礎地，一切都是純淨、自然、素樸的清淨光明。

身體的地、水、火、風崩離，轉換為嬰兒般睡眠

地、水、火、風融於空性

2003年12月月底，我經歷身體崩解瀕死經驗，讓我想要清楚了解死亡五大：地、水、火、風、空融解過程。我閉關一個月之後，再花三個月時間重新整理，死亡過程的地、水、火、風、空崩解歷程，我親自體驗心得，死亡就像嬰兒般睡眠，將地、水、火、風融於空性，我把它整理成冥想內容「如嬰兒般的睡眠冥想」，希望讓人可以體驗到，每次睡眠就像死亡，醒過來就像死後重生，死亡就像睡了一場覺，睡眠及死亡的過程正是回歸本性光明的歷程，這是很輕鬆舒服的歷程，而不是像我在身體崩離苦難中被驚嚇到，而後再進入明光！

如果睡眠過程放下物質身及心理習氣，也就是保持覺性，將身體地、水、火、風融於空性（覺性融於空性），睡眠的過程正是回歸本性光明的歷程，「發現自己就是無限光芒，發現自己就是神」，這個過程有很多障礙及挑戰，並不是概念心或口頭禪，需要自己親自修練及體驗。

身體是由地、水、火、風、空，五種元素所構成，又稱為

五大。這些五大元素皆具有各自的特性與作用。

1. 地：顯現堅固，不動的特性。

   地界顯現於內，即身體裡面的髮、毛、爪、齒、肌肉、五臟（心、肝、脾、肺、腎）。地界顯現於外，是極大、極淨、無憎。

2. 水：顯現清涼、滋潤的特性。

   水界顯現於內，即身體裡面的淚、汗、涕、血液、小便、體液、膽汁。水界顯現於外，是極大、極淨、無憎。

3. 火：顯現熾熱的特性。

   火界顯現於內，即身體裡面的體溫，覺得熱、覺得冷，煩悶、溫暖、消化飲食。火界顯現於外，是極大、極淨，無憎。

4. 風：顯現變動的特性。

   風界顯現於內，即身體的呼吸，息入風、息出風⋯⋯等。風界顯現於外，是極大、極淨，無憎。

5. 空：例如有空間，才能蓋成房子；杯子有空，才能裝水。

   當了解身體的五大作用，練習「地」、「水」、「火」、「風」、「空」的五大種種變化，來改變身心狀態，提升至更圓滿的境界。

   透過「地」、「水」、「火」、「風」、「空」五大元素，循序漸進正見的引導，慢慢地與大自然同步，使身心產生自在轉化的強大動力，然後，進入宇宙的實相，進而達到身心進化的境界。

   如嬰兒般的睡眠——地水火風空冥想，有深度放鬆作用，請使用電腦及有線網路；如使用手機，可用耳機，請將手機遠離心臟及頭部，避免

電磁波干擾。

　　五大（地、水、火、風、空）是意識的幻影，相對於實相。

　　《易經繫辭》上傳：「一陰一陽之謂道。」陰與陽的交互反應，產生了動靜的變化，日月交替，使身體有如在幻影中，全然化為地、水、火、風、空五大與實相交融合一，而達到身心輕安、順暢自在的境界，這不是一種概念、想法，而是一種身心平衡、調合、統一的狀態。

　　心靈越複雜，身體會逐漸僵化，生命力也逐漸萎縮，如果心能回到如嬰兒般的純淨，那份單純、全然、真實、不期待、不比較、不在意、不執著任何現象，加諸在身體的壓力，也能適當去除與放下，恢復到最原始的自然狀態，身體自自然然就會恢復如嬰兒般的柔軟、彈性與生機。

「如嬰兒般的睡眠」冥想

　　聆聽「如嬰兒般的睡眠」冥想，請注意下列事項：

1. 請在通風良好的靜室，不讓冷氣或強風直接吹到身體，可蓋上外套（衣），或被單……等。若睡前聆聽，請清刷牙齒、洗淨臉、小便後，安躺在床上。

2. 光線要自然適中，可將燈光調弱或關燈，光線越暗，褪黑激素分泌越旺。也有些人認為用柔和燈光，比完全黑暗的環境更能穩定心情。

3. 不受干擾的環境，越是不受干擾且保持清靜，越朝向生存方向前進，例如：電話、手機請調成適當音量，避免噪音、呼叫、吵雜的聲音等。如在睡前，盡可能保持無電源開啟，在夜裡的臥室，保持無電壓狀態。

4. 去除身上的束縛，例如：眼鏡、手錶、領帶、腰帶、耳環、配飾……等等，讓身體在無束縛的狀態中。
5. 放鬆心情，告訴自己，身心主導者是自己，每一個人的條件及狀況都不相同，所以不期待、不比較、不在意、不推測、不批判、不預期、不執著在任何情況或境界中，培養專注狀態及平靜的心。
6. 了解自己身心的真實狀況，適時適當的修正自己的生活及習慣，如果身心已造成障礙，且無法調適者，最好找相關的專業醫師治療。

　　在聆聽催眠放鬆練習時，即使睡著了，也沒有關係，睡到自然醒。每日、每月，日積月累的練習，可以解除身心的緊張及束縛，並享受放鬆後的輕安感覺，也可以每天聆聽，視個人的需要及時間而定。

　　基本上，你不斷地練習將大自然融入在生活之中，隨時隨地放鬆身心，即使面對壓力，也可以讓身心在放鬆之中，改善人生，升華身心的性命。

　　當你修練之後，初期睡眠時間可能會增加，而且能迅速入睡，如果隔天醒來，身體仍覺得累，不用擔心，這表示身體正在釋放疲憊及廢物，如果新陳代謝良好，就不會有很累的感覺，那就恭喜你了。

1. 生理的深呼吸與心理的暗示語

    (1)生理：深呼吸

    現在，請開始接觸你的呼吸，調整身體的姿勢，讓身體放鬆，可以動動你的身體，讓身體感到舒適、自在，當眼睛

輕輕閉上時，全身感到全然的放鬆，全然的自在。

將注意力集中在你的呼吸，將清新的空氣吸入，察覺體內哪一部分會緊張、不安的，當察覺到時，請將吸到的空氣溫柔地帶到那兒，給它一個愛的訊息，對它微笑，允許自己將它隨呼氣時一併完全帶走。

將大自然、宇宙精華之氣吸入。

將體內之穢氣呼出，排出體外。

將大自然、宇宙之光明吸入。

將體內之黑暗呼出，排出體外。

將大自然、宇宙之益處吸入。

將體內之污穢呼出，排出體外。

(2) 心理的暗示：

    a. 現在，我知道、我看到、我感覺到，我深深吸氣，慢慢地吐氣。

    同時，我允許它，帶我進入更深的內在。

    b. 現在，我知道、我看到，我輕輕地吸氣，慢慢地吐氣。

    同時，我允許它，帶我進入更清新的內在。

    c. 現在，我知道、我感覺到，我輕輕地吸氣，慢慢地吐氣。

    同時，我允許它，帶我進入更深層放鬆的狀態。

現在，我知道，我想要做某件事，我意識的心是無法達到，然而，我潛意識的心是可以的。

同時，讓我們來發現被忽略的心，將疲憊、貧窮、不安、寂寞，交給大自然，就如同太陽、月亮、星星將天空還給

了宇宙，也像蓮花將泥土還給了大地。
2. 地：全身骨骼像天真的嬰兒，柔軟有力，也像海棉，伸縮自如
    (1)感覺頭部骨骼放鬆了，像空氣一般鬆開了，感覺壓力、緊張消除了，完全的消除了。
    (2)感覺頸骨骨骼放鬆，像空氣一樣鬆開了，感覺壓力、緊張除掉了，完全除掉了。
    (3)感覺兩肩、肩胛骨，骨頭與骨頭之間，一節一節鬆開了，一塊一塊自然向下掉落了。
    (4)感覺兩手、兩掌、十指關節，骨頭與骨頭之間，一節一節鬆開了，一塊一塊自然地往下掉。
    (5)感覺胸骨、肋骨，放鬆了。
    (6)感覺髖骨、骨盆，放鬆了。
    (7)感覺大腿骨、小腿、腳掌、腳趾，骨頭與骨頭之間，一節一節往下掉、往下沉。

    感覺全身骨骼，一節一節往下掉了，往下沉了。

    感覺你的頭部、頸部、頸骨、兩肩、肩胛骨、兩手、兩掌、十指、胸骨、肋骨、髖骨、骨盆、大腿骨、小腿、腳掌、腳趾，往下掉了，往下沉了，往下沉了。

    開始感受到往下沉，帶你進入更深、更深……的放鬆狀態，你的身體與這片大地融合為一體了，合而為一，合而為一，你的重量與這片大地的中心，合而為一了。

3. 風：全身皮膚與表皮，像嬰兒般的皮膚，柔軟飽滿，光澤有彈性

    頭皮放鬆，全身皮膚與表皮鬆開了，像霧氣散開了，完全沒

有壓力……。

臉部皮膚及表皮：放鬆了！

胸部皮膚及表皮：放鬆了！

腹部皮膚及表皮：放鬆了！

腰部皮膚及表皮：放鬆了！

背部皮膚及表皮：放鬆了！

胯部皮膚及表皮：放鬆了！

臀部皮膚及表皮：放鬆了！

大腿、膝蓋、小腿、腳趾的表皮皮膚：放鬆了！

全身的皮膚與表皮，化成霧氣散開了，

感覺那份輕盈，像天空中的朵朵白雲，飄～飄～

察覺擴張空間，一個安全性擴張，

蔚藍的天空，蔚藍的天空，一望無際的蔚藍天空，

蔚藍的天空與青翠的大地，合而為一，合而為一。

4. 水：腦髓、臟腑、肌肉化為清澈的水

　(1)頭髮：像清澈的水，放鬆了。

　(2)腦髓的中心點：向外放鬆，全部放鬆，化成清澈的水。

　(3)眼球：放鬆，從內而外，化成湛藍的海水，完全放鬆。

　(4)耳朵：放鬆，從內耳、中耳、外耳……，放鬆了。

　(5)鼻腔：放鬆，內部呼吸道到鼻腔外部，放鬆了。

　(6)口腔：放鬆，舌頭、牙齒、口腔放鬆了。

　(7)頸部、咽喉肌肉：放鬆了，喉嚨到頸部放鬆了。

(8)肩膀肌肉：放鬆了。

(9)兩臂關節、兩手、手掌、手指肌肉：放鬆了。

(10)胸腔肌肉：放鬆了。

(11)心、肝、脾、肺、胃、腸：放鬆了。

(12)背部的內外部肌肉：放鬆了。

(13)腰部的內外部肌肉：放鬆了。

(14)臀部的內外部肌肉：放鬆了。

(15)大腿、膝蓋、小腿、腳掌、腳趾頭肌肉：放鬆。

全身肌肉及五臟六腑，化為清澈的水，讓湛藍的海水流通你的水樣的身體，恢復完美的健康，協調和平，所有否定和醜惡的想像，都被湛藍清澈的大海洗淨、帶走，現在你已經完全開放，並接受療癒的力量。全身內臟、肌肉化為清澈的水，與湛藍的大海合而為一，合而為一。

5. 氣：全身的細胞，像海水的透明水泡

從頭到腳，每一個細胞，逐漸化為海水的透明水泡，太陽光輕輕一照，水泡蒸發，變成氣體，毛孔張開了，透明的水泡化為清新的空氣。

(1)頭髮：化成空氣。

(2)頭皮、腦的中心點、腦殼、腦髓：化成空氣。

(3)眼睛：化成空氣。

(4)兩耳：化成空氣。

(5)鼻腔：化成空氣。

(6)口腔：完全化成空氣。

(7)頭部：化成空氣。

(8)兩肩：化成空氣。

(9)兩臂、兩手：化成空氣。

(10)全身的每一個細胞，完全化為空氣。

感受到全身的每一個細胞由透明的水泡，化為空氣，感受到氣的振盪，一種和諧的旋律，一種平和的共振，一種微妙的韻律，一種抽象無邊的廣大，跟整個存在一齊發生。

6. 光：全身化為「光」

陽光溫暖照耀在氣化的身體，全身氣化完全透明，完全透明。

全身的每一個細胞，放射出無限的光明。

頭髮：化成光明。

頭腦、腦髓，骨骼：化成光明。

眼睛：化成光明。

耳朵：化成光明。

鼻腔、鼻樑：化成光明。

舌頭、牙齒：化成光明。

頸部：化成光明，像太陽光般。

喉嚨至頸部：化成光明，像太陽光般。

兩肩、兩臂、兩手、手掌、十指：化成光明像太陽光般。

全身化為陽光，感覺與太陽的光合而為一了，感覺全身每一細胞、骨骼、內臟與太陽的光融合了，繼續與陽光融合了。直到你全身振動頻率與太陽合而一體了，而體內也充滿著光亮。

陽光強度增加了！光芒由你額頭、喉嚨、心臟、內臟、全身

肌肉、手掌、腳底放射出太陽光，在無限浩瀚的宇宙，也發射出無限的光明，包裹了太陽、包裹了月亮，包裹了銀河系。

無限光明包裹了太陽、月亮、銀河星系。

7. 空：

光明遍滿整個宇宙，宇宙變成無限光明。

光明在虛空之中，虛空在光明之中。

虛空之中，無影無蹤。

第四站：
本體光明

你想要生命的狀態是什麼？

當一個人充滿光明，表示前途美好、不可限量。

當一個人光明磊落，表示心地純潔、光明正大，德行修養好。

當一個人重見天日，表示擺脫了黑暗困苦的環境，又見到了光明。

當一個人撥雲霧見青天，表示沖破黑暗，見到光明。

當一個人處在黑漆一團，表示非常黑暗，沒有一點光明，對人對事一無所知。

當一個人感到黑暗，表示前程黯淡，生命失去光彩。

植物成長過程中，都會有朝向陽光的方向發展，人本來就具有光明的本質。那我們如何重回光明？

這兒我引用《道德經》第10章〈玄德章〉：「載營魄抱一，能無離乎？專氣致柔，能嬰兒乎？」說明如下。

當我們把物質身與心理、靈魂合成一體，能讓它們不再分離嗎？心神合一，保持清淨覺知像鏡子，遠離妄想、分別、執著等意識思維。培養專注及平靜的心，心氣不二，身心一如，一心一德，心神合一，不使分離；分離則精氣神分散，保持覺性，覺性融於空性，回歸終極光明。專氣就是把生命之氣團聚起來，達到心氣合一，充實飽滿，像嬰兒般柔和。

當我們呱呱墜地到人間，就在出生這一刻，是一個嬰兒，是純淨天真，沒有任何雜染，充滿光明像日出，露出一道曙光，劃過天際。也像日落，照耀大地，燦爛輝煌，像一個活佛，跟內在的光芒連接。

《奧義書》是印度的聖書，其中有提到：

「這是我內心的自我，小於米粒，小於麥粒，小於芥子，小於黍粒，小於黍籽。這是我內心的自我，大於地，大於空，大於天，大於這些世界。包含一切行動，一切願望，一切香，一切味，涵蓋這一切，不言語，不旁騖。」

在《奧義書》中，「梵」作為宇宙本源，也是個體自我，即人的本質或靈魂，講述「梵我合一」的境界。個人自我即是宇宙本源，人死後，自我進入梵界，擺脫心理習氣（業）的制約，自然達到「梵我合一」之境。

當個人自我意識，完全融合在宇宙本源，就會出現明光，自然達到「梵我合一」境界。每晚睡眠就像死亡，息心止念，醒過來就像死後重生，死亡就像睡了一場覺，萬緣放下，一念不起。睡眠、作夢的過程，正是每晚身、心、靈魂「自動重生」的旅程，正是回歸本性光明的歷程。

本體光明，在我們出生前就存在，物質身死亡之後也存在，是無死、無限、自由。本體光明，不存在於物質世界、念頭、情緒、心理習氣（業）、二元性，當全部念頭、情緒、心理習氣（業）、二元性消融了，一切都放下，安住清淨的覺知，將這「覺」融於空性，你就是那個光，回到本體光明。

本體光明。

不是做什麼、知道什麼、擁有些什麼而達到本體光明。

不是一種自我意識投射。

不是概念心。

不是活動心。

不是情緒。（例如：信心、滿足、勇氣、自尊、期待……）

不是置身事外的觀看。

不需要外在境界。

不在二元性。（例如：對與錯、主體與客體）

本體光明。

是生理狀態產生質能轉變，超越言語可以形容。

（例如：全身放鬆、呼吸慢柔、精氣神飽足、氣鬆）

是一種由外而內，由外在粗重物質身，到內在微細心理能量，心神合一，往內收攝，內觀細緻頻率，回到清淨覺知。

是一種融合：將覺知融合生活的一切，融合一切虛妄，融合貪、嗔、痴，融合心理習氣（業），融合二元分立性，例：當憤怒升起時，提醒自己保持清楚覺知，把覺知帶到當下，帶到身體，帶到感官，帶到內心感覺，接納憤怒，不抗拒憤怒，不投入憤怒，觀察憤怒，停止主體我與客體情緒二元對立，將覺知消融於空性（覺空不二），覺空合一，消融了憤怒。

是無限：破除障礙與假象，跨越知覺的圍限，**斷除人為的愚迷、無知與憍慢**，與萬有根源合而為一，蘊含無限能量。

是自由與無死。

死亡就是身體運作停止不動，然而生命體與宇宙體一切都在動，不斷質能轉換。自我的執著（我執），希望把現象變成固定、非運動狀態，執著物質身體、佔有物質世界種種，而想要永恆佔有物質，自我的執著（我執）違反宇宙運行法則，我與自身、環境對立則不自由、不自在。

生命不死！

我們常常執著小我，自我設限，自我制約，違反天地宇宙

運行法則,當然不自由。想要完全自由,需要隨順生命因緣,完全無我,回到整體,隨順天地宇宙運行法則。只要我們不執著,當死亡時,只是物質身體停止不動,這時會產生質能轉變,並不是真正死亡,當能放下自我執著、放下物質身、放下世間種種留戀,就可回到整體恩賜──本體光明,不生不滅!

　　虛其心,虛能容物,虛能生物,天地萬物皆從虛空而來,這就是心的本體,清淨光明,原無一物,與虛空同其體──清淨光明,與虛空同其用,虛空生萬物。

　　只因妄想執著填塞虛空,遮蔽虛空清淨光明本體,本體光明不能顯現,體用不能彰顯,就像車輪的中心輪轂:是中空,才能安裝車軸,避免摩擦力,當車輪的中心輪轂,被物所填塞,車輪的功用就不會發生作用。當虛其心,心中無事、無物,無妄想執著,一塵不染,心地自然顯現出原本光明。

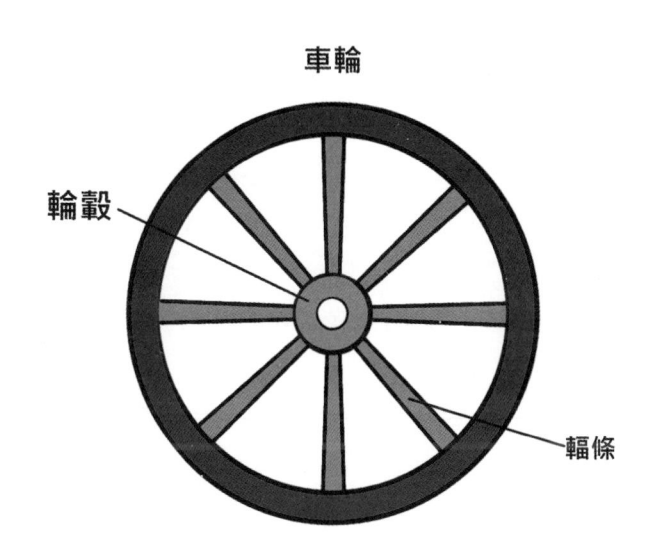

說到這兒,如果你還是覺得霧煞煞嗎?就先從「第一站:身體重生——好好睡」開始吧!好好睡,有充足睡眠,鍛鍊身體,體康心寬了,進入「第二站:心理重生——夢與心理習氣的修練」。

如果你都了解「第三站:靈魂重生——明光夢、明光睡眠」、「第四站:本體光明」,記得不停留在概念心或口頭禪,親自去不斷體驗其中苦、樂……等奧妙,持續不斷精進修練,這是一段神奇的旅程,是生命層次的大躍進。

祝福大家

身心健康　歡樂吉祥　福慧俱足

圓滿生死　明心見性　清淨光明

參考文獻

1. 《身心舒眠使用手冊》，丁美月著，2007年8月，姿霓文化
2. 《如嬰兒睡眠催眠放鬆光碟》，丁美月著，2007年12月，姿霓文化
3. 《核心轉化》，丁美月著，2008年10月，世潮
4. 《心靈改造》（Core Transformation），康尼瑞兒・安祖、泰瑪拉・安祖著，1996年，世茂
5. 《西藏睡夢瑜伽》，丹津・旺賈仁波切著（Tenzin Wangyal），2012年4月，橡實文化
6. 《夢中修練》，洪啟嵩著，1996年1月，全佛文化事業
7. 《無死》，洪啟嵩著，2007年9月，全佛文化事業
8. 《清醒地睡》，楊定一著，2021年11月，天下生活
9. 《意識——生物節律、睡眠和夢》（Awareness：Biorhythms, sleep and dreaming），Evie Bentley著，日昌、鄧麗芳、張穎合譯，2003年10月，五南圖書
10. 《夢境完全使用手冊》，史帝芬・賴伯格、霍華德・瑞格德著，2012年12月，橡實文化
11. 《探索清明夢世界》，史帝芬・賴伯格（Stephen LaBerge）著，網路
12. 《夢的解析》（The Interpretation of Dreams），佛洛依德（Freud Sigmund）著，賴其萬、符傳孝合譯，1972年10月，志文出版社
13. 《清醒夢療法》，克莉斯汀・拉馬克（Kristen La Marca）著，

2021年6月，本事
14.《自然好眠》，Deepak Chopra 著，1996年6月，智庫文化
15.《越睡越好睡》，Philip Goldberg & Daniel Kaufman 著，1991年，台視文化
16.《越睡越美麗》，島居‧鎮夫著，1997年，輕舟
17.《Spiritual Growth : Being Your High-Self》，Orin Spirit 著，1991年
18.《NLP Practitioner Certification 講義》，Dr .Steve Davis 編著，1994年，中國生產力
19.《這樣吃最健康、睡得好》，莊靜芬醫師著，1998年5月，商周出版社
20.《增加免疫力健康飲食法》，星野泰三醫學博士著，2004年5月1日，東販
21.《自我矯正脊椎健康對症》，法渡邊新一郎著，2005年11月，瑞昇文化
22.《個人覺醒的力量》，Sanaya Roman 著，開啟光體輔助教材系列
23.《睡不著怎麼辦？》，森田雄介著，1995年8月15日，牛頓
24.《生命磁場的轉化》，謝汝光編著，登慶實業公司醫學共振治療音樂講義
25.《夢的百科全書》，James R. Lewis 著，1999年12月，五南圖書出版
26.《西藏生死書》，索甲仁波切著，張老師文化

27.《道德經》，劉芳村老師手稿
28.《老子恆道哲學真義》，王文隆博士著，台灣老子衡道文教學會出版
29.《六祖壇經》、《心意識》，劉芳村老師講義

影片製作

Youtube丁美月核心轉化頻道

 作者：丁美月

 繪圖：林良位

 編輯：林良位

冥想一：進入忘我解決問題（催眠冥想）

 作者：丁美月

 錄音製作：冠全錄音視聽公司

 背景音樂：Michael Hammer

冥想二：如嬰兒般的睡眠：地水火風空冥想

 作者：丁美月

 錄音製作：冠全錄音視聽公司

 背景音樂：醫學共振音樂登慶實業公司

作者簡介

丁美月

　　一位整合「人力資源管理」、「核心轉化」、「身心靈重生」、「潛意識催眠」、「大腦開發」、「生死智慧」、「本體光明」，協助個人與團體的「轉化」與「重生」之訓練師與顧問。

　　多次瀕死經驗、多次閉關修練，醒悟樸實、簡單、生死智慧，探索人類無限潛能境界。

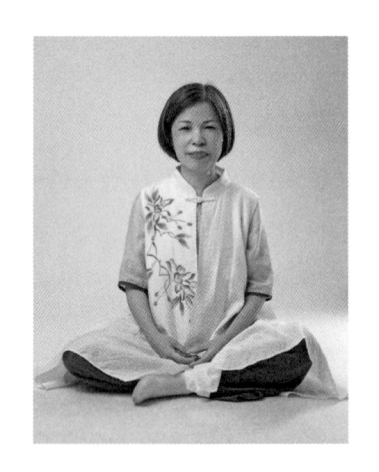

簡歷

　　中華核心轉化教育發展協會創辦人
　　921地震及88風災心靈重建專家
　　核心轉化導引師督導
　　腦波分析師及頻率調整師
　　中國心理諮詢師督導

著作

　　《無意識催眠技巧》有聲出版品
　　《生命的甦醒》有聲出版品

《身心舒眠使用手冊》附專業CD
《如嬰兒般睡眠》催眠放鬆光碟
《核心轉化——蛻變為全新自己的秘密》
《核心轉化卡》
《家族夢境排列卡》
《夢境解碼卡》
《核心蛻變覺察練習手冊》
《夢如人生使用手冊》
《清明夢使用手冊》
《清明夢操作手冊——覺者日記》

E-mail

life2368@gmail.com

核心轉化心靈網

https://www.transfer.org.cn/zh-tw

講座課程活動：核心轉化協會

http://corestate.blogspot.com/

身體文化 199

天天好眠，夜夜修復：
身心靈療癒與自我躍升指南（圖文影音版）

作　　　者 — 丁美月
圖 表 繪 製 — 林良位
副 　主 　編 — 陳萱宇
主　　　編 — 謝翠鈺
行 銷 企 劃 — 鄭家謙
封 面 設 計 — 兒日設計
美 術 編 輯 — 致良出版社編輯部

董 　事 　長 — 趙政岷
出 　版 　者 — 時報文化出版企業股份有限公司
　　　　　　　108019 台北市和平西路三段二四○號七樓
　　　　　　　發行專線 —（○二）二三○六六八四二
　　　　　　　讀者服務專線 — ○八○○二三一七○五
　　　　　　　　　　　　　（○二）二三○四七一○三
　　　　　　　讀者服務傳真 —（○二）二三○四六八五八
　　　　　　　郵撥 — 一九三四四七二四時報文化出版公司
　　　　　　　信箱 — 一○八九九 台北華江橋郵局第九九信箱
時報悅讀網 — http://www.readingtimes.com.tw
法 律 顧 問 — 理律法律事務所 陳長文律師、李念祖律師
印　　　刷 — 勁達印刷有限公司
初 版 一 刷 — 二○二五年七月二十五日
定　　　價 — 新台幣四二○元
缺頁或破損的書，請寄回更換

時報文化出版公司成立於一九七五年，
並於一九九九年股票上櫃公開發行，於二○○八年脫離中時集團非屬旺中，
以「尊重智慧與創意的文化事業」為信念。

天天好眠,夜夜修復:身心靈療癒與自我躍升指南 / 丁美月著.
-- 初版. -- 臺北市 : 時報文化出版企業股份有限公司, 2025.07
　面 ；　公分. -- (身體文化 ; 199)
ISBN 978-626-419-603-1(平裝)

1.CST: 睡眠 2.CST: 健康法

411.77　　　　　　　　　　　　　　　　114007901

ISBN 978-626-419-603-1
Printed in Taiwan